Historias con
DIABETES

Casos prácticos para conocerla
y hacerle frente

MARCO A. VILLALVAZO

Historias con
DIABETES

Casos prácticos para conocerla
y hacerle frente

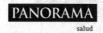

PANORAMA

salud

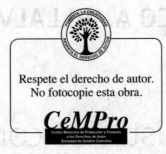

Respete el derecho de autor.
No fotocopie esta obra.

CeMPro

Centro Mexicano de Protección y Fomento
a los Derechos de Autor
Sociedad de Gestión Colectiva

Historias con diabetes
Casos prácticos para conocerla y hacerle frente
Marco A. Villalvazo Molho

Primera edición: Producciones Sin Sentido Común, 2017

D. R. © 2017, Producciones Sin Sentido Común, S. A. de C. V.
    Avenida Revolución 1181, piso 7,
    colonia Merced Gómez,
    03930, Ciudad de México

Teléfono: 55 54 70 30
e-mail: ventas@panoramaed.com.mx
www.panoramaed.com.mx

Texto © Marco Antonio Villalvazo Molho
Ilustraciones: Héctor Manuel Carrillo Bustos
Fotografía portada © Arcady, usada para la licencia de Shutterstock.com

ISBN: 978-607-8469-35-2

Impreso en México

A Linda.
Gracias por estar siempre a mi lado,
empujándome o deteniéndome según
soplan los vientos de la vida.
Por ser parte integral del desarrollo
de este libro y de mi vida.

Índice

Agradecimientos

A la Federación Mexicana de Diabetes, A.C., por su confianza y apoyo.

A Gisela Ayala Téllez por invitarme a escribir mi primer artículo en la revista *Diabetes Hoy*, en aquel lejano 2005. Por seguir creyendo y apoyando mi trabajo.

A mis pacientes por brindarme su confianza y ser mis mejores profesores.

A Marco y Pablo por ser, sin saberlo, mi impulso para escribir cada palabra de este libro.

A Linda por ser mi inspiración y fortaleza. Por ser y estar.

Prólogo

Vivir con diabetes es un desafío, no solamente para quien ha desarrollado la condición, sino para su entorno más cercano como familiares y amigos; también es un reto para los médicos y profesionales de la salud que lo atienden y para el sistema de salud en su totalidad.

Este libro es un acercamiento al diálogo que sólo se puede dar en ese pequeño espacio llamado consultorio, donde confluyen médico y paciente (y, en muchas ocasiones, familiares) para tratar de encontrar respuestas a las grandes preguntas que genera vivir con diabetes.

Después del diagnóstico de cualquier tipo de diabetes nuestra vida toma una nueva forma. La noticia, naturalmente, nos toma desprevenidos; después de la sorpresa aparecen las preguntas y la toma de decisiones. Incluso no hacer nada representa una decisión que, sin duda, tendrá repercusiones en nuestra salud.

Por eso, el libro que el doctor Villalvazo nos presenta es muy valioso. Desde el consultorio, donde recibe día a día a personas con diabetes y a sus familiares, nos plantea las preguntas y situaciones que ocurren con más frecuencia. Son alegres, dolorosas, reflexivas, pero todas, sin excepción, encaminadas a dejar una enseñanza en el lector, y están impregnadas con el sello amable y solidario que caracteriza a su autor.

En definitiva, todas las personas que vivimos con diabetes continuamos aprendiendo sobre esta condición cada día que pasa: las reacciones de nuestro cuerpo o las de nuestros colegas, nuestra familia o pareja y, por supuesto, nuestros médicos y profesionales de la salud que viven con el mismo tipo de diabetes.

A pesar de que existe un *mar* de información sobre diabetes, nos llegan estas historias sobre personas reales que acuden a un consultorio real con retos que cumplir para convivir y controlar su enfermedad. Vale la pena leer este libro porque, si acabas de recibir un diagnóstico positivo, es probable que sea una de las mejores herramientas para que comiences y obtengas el mejor provecho de cada consulta médica a la que acudas a partir de ahora. Si ya vives con diabetes desde hace algún tiempo o tienes un ser querido con la misma condición también tendrán nuevos y valiosos conocimientos.

Y cuando termines de leer este libro seguramente querrás conocer a alguien como el doctor Villalvazo, un gran médico, pero, sobre todo, un gran ser humano.

GISELA AYALA TÉLLEZ
(Vive con diabetes tipo 1)

Introducción

Sobre mí

Soy médico de profesión y me declaro creyente y enamorado de la educación en diabetes. Después de graduarme entré a trabajar en una clínica de ginecología, donde sin saber casi nada acerca del sobrepeso y la obesidad, de un día para otro me convertí en el médico encargado de esta área; por supuesto, seguí al pie de la letra el sistema que la clínica ya utilizaba desde hace tiempo con mucho éxito. Después de tres años de intenso trabajo y de haber atendido a infinidad de pacientes con sobrepeso y obesidad, decidí independizarme.

Por invitación de mis padres instalé mi consultorio en su casa, en una habitación que no utilizaban y, lo mejor, sin pagar renta. ¡Imagina qué gran apoyo para despegar! Poco a poco el éxito y la buena fortuna se hicieron mis compañeros de camino. Mi consultorio siempre estaba lleno de pacientes que deseaban o necesitaban bajar de peso y lo lograban en la mayoría de los casos.

Con el paso de los años empecé a observar que estos mismos pacientes volvían al consultorio después de haber recuperado el peso original o un poco más, pero muchos de ellos ya vivían con diabetes. Me enfrenté a una enfermedad y tenía poca experiencia para tratarla, además, le temía ya que mi padre había muerto tiempo atrás por complicaciones causadas por la diabetes.

Después de 23 años de atender a mis pacientes casi con la misma estrategia, entendí que algo fallaba. Inicié la búsqueda de opciones para mejorar mi desempeño como profesional de la salud y lograr que mis pacientes mejoraran su estilo de vida y mantuvieran un peso adecuado y una buena salud a largo plazo. Esperaba no verlos de regreso en consulta después de cierto tiempo víctimas de la diabetes y de sus complicaciones.

Encontré el diplomado de educación en diabetes de la Federación Mexicana de Diabetes (FMD), A.C. El tema me pareció atractivo y sin dudarlo me inscribí. Los meses de estudio generaron en mí largas reflexiones que tocaron las fibras más sensibles de mi ser y me ayudaron a madurar como ser humano y como médico. Cambié mi visión de esta enfermedad y amplié el enfoque que tenía sobre mí mismo y la vida. Sin lugar a dudas, mejoró mi forma de enseñar a mis pacientes a modificar su manera de comer y de vivir.

Yo provengo de una familia en la que lo raro es no vivir con diabetes, pero como médico me sentía inmune a ella. En ese tiempo aprendí algo obvio: que tengo que aplicar primero en mí los cambios que propongo a mis pacientes.

Sobre este libro

El libro que tienes en tus manos es el fruto de 10 años de estudio, inspiración y trabajo. Cuarenta y dos escritos son los que lo conforman; todos ellos han sido publicados por *Diabetes Hoy*, la revista oficial de la FMD. En 2005 apareció mi primer artículo, "Como un rayo que parte el alma", y desde 2010 se publican de manera regular en mi columna de la revista. Plasmar en ella mis experiencias profesionales y de vida ha sido un reto cotidiano, un honor y un privilegio.

Decidí realizar la compilación de mis escritos y crear este libro cuando observé el deseo y la necesidad de las personas con diabetes y sus familiares de obtener conocimientos que los ayuden a entender mejor esta enfermedad.

El objetivo principal de este libro es que los lectores obtengan información que les permita enfrentar de manera exitosa los retos que les imponen la vida y la diabetes. Está compuesto por siete capítulos, muchos de los cuales contienen las siguientes secciones:

Aprende sobre... Cada capítulo inicia con información sencilla y adecuada para comprender mejor el contenido de las historias. Por supuesto, abarcan los siete comportamientos del autocuidado.

Historias con diabetes. En este apartado narro casos reales que he vivido con mis pacientes, quienes por medio de sus aciertos y errores se transformaron en mis maestros; ellos me mostraron que cambiando sus conductas, el control de su diabetes fue mejor, y su estado de ánimo y autoestima crecieron porque se sintieron con el poder interior suficiente para influir de manera positiva en su destino.

Para que lo sepas. En esta sección ofrezco información útil y actualizada sobre el tema correspondiente a la Historia con diabetes. Te permitirá conocer la manera en que se elabora el diagnóstico de diabetes, cuáles son las etapas de duelo, cómo actúan los medicamentos o cada cuánto tiempo debes monitorear tus niveles de glucosa. Todos son temas importantes para aplicar en el día a día de la diabetes, para enseñarte a hacer mejor lo que decidas.

Pensamientos cortos. Al final de la sección "Para que lo sepas" agregué un pensamiento corto pero positivo y motivador.

En el último capítulo te explico cómo interpretar los principales estudios de laboratorio, sin sustituir a tu médico. Esta lectura te permitirá conocer el origen de los elementos reportados en los estudios y sus valores normales.

Al leer este libro como si tú fueras el protagonista de cada historia, te sorprenderás por la manera tan fácil como puedes ayudarte a mejorar tus conocimientos sobre la diabetes y tus actitudes hacia ti y hacia la enfermedad. Si permites que el alma indómita de cada personaje se apodere de ti, te inspirará para lograr los cambios necesarios y lograr un mejor control de tu diabetes. Tu vida se transformará en una experiencia más completa, significativa y feliz y te mantendrás libre de complicaciones. Si aún no tienes esta enfermedad, lograrás que esta condición no se desarrolle en ti.

Escribí las historias de este libro en un formato sencillo y accesible para facilitar su lectura, pero cada una de ellas representa el trabajo titánico de mis pacientes durante meses o años. En un inicio ellos hicieron lo necesario y al adquirir más experiencia muchos hicieron lo extraordinario. Sus aciertos y sus errores me ofrecieron la materia prima para lograr esta obra.

Para proteger la identidad de mis pacientes, en todos los relatos de este libro cambié sus nombres y características.

Este libro no intenta en ningún momento sustituir las indicaciones de tu profesional de la salud. Consúltalo siempre.

Tratamiento tradicional de la diabetes

El tratamiento tradicional de la diabetes ha demostrado que no es el adecuado y que está predestinado al fracaso. No debe tratarse de la misma manera a un paciente que tiene una enfermedad aguda que a una persona que vive con diabetes.

Imagina a un individuo que se presenta en urgencias al hospital con una infección de las vías digestivas, con fiebre, vómito y diarrea. Allí le administran suero y le indican una serie de medicamentos que le permitirán estar de vuelta en casa en algunas horas y curado en un par de días. Ahora imagina que una persona que vive con diabetes se presenta a recibir una consulta de menos de 15 minutos. El médico le llama la atención, le indica que deje de comer casi todos los alimentos que le gustan, le receta algunos medicamentos y lo cita con análisis de glucosa en ayuno dentro de un mes. El sujeto, obediente, se toma sus medicamentos y deja de comer los alimentos sabrosos por un corto tiempo, para volver a consumirlos en un par de días.

Esta serie de consultas se repiten una y otra vez hasta que el paciente debe ser enviado a los especialistas, cuando ya presenta algunas complicaciones por el control inadecuado. La diabetes es una enfermedad que no se cura y que es progresiva. Para su buen control requiere realizar mejoras en el estilo de vida, además de la toma o aplicación de medicamentos y una serie de cuidados para toda la vida.

Durante su formación profesional, el médico recibe capacitación para ordenar e imponer las prioridades de intervención y los objetivos del tratamiento, sin tomar en cuenta al paciente, y éste último sabe que si quiere curarse debe obedecer al médico. Esto funciona en enfermedades agudas, infecciosas o traumáticas, pero no para la diabetes. En el tratamiento de la diabetes, estas conductas son el camino directo hacia las complicaciones. En el mejor de los casos, el médico le dice al paciente lo que debe hacer, pero no le explica cómo hacerlo. Es como si a cualquiera de nosotros se nos pide que volemos un avión sin haber recibido el entrenamiento necesario y suficiente.

Siete comportamientos de autocuidado

No basta con conocer sobre diabetes para lograr el control sobre ella. Cuántas personas saben a la perfección lo que deben comer y no lo comen; cuántas tienen en casa su monitor de glucosa y lo saben usar bien, pero no lo utilizan; cuántas personas conocen el beneficio de realizar actividad física y no la practican, a pesar de tener diferentes y novedosos aparatos en su casa. Está comprobado que no basta con saber lo que se debe hacer para hacerlo. Lo importante es que la persona mejore las conductas necesarias que la lleven a lograr un buen control de su diabetes.

Al ofrecer educación en diabetes a los enfermos y sus familiares se logra que modifiquen sus conductas. Ése es el objetivo final de la educación. Por este motivo y ante el fracaso de los tratamientos tradicionales de la diabetes para lograr un buen control y disminuir sus complicaciones, la Asociación Estadounidense de Educadores en Diabetes (AADE, por sus siglas en inglés) desarrolló los siete comportamientos del autocuidado de la diabetes. Repito la palabra *autocuidado* porque el paciente debe ser el responsable de lo que hace o deja de hacer para controlar su enfermedad.

El paciente educado en diabetes se va transformando hasta convertirse en el actor principal, en el centro del universo del control de su condición de vida. Él va a saber y a decidir qué hacer, cada cuándo, de qué manera y cómo proceder con los resultados; por supuesto, con el apoyo del grupo de profesionales de salud que lo auxilian. El paciente educado logra conocer lo necesario sobre su enfermedad, desarrolla habilidades y destrezas, mejora su manera de responder en el día a día conforme a estos siete comportamientos que vinculan todos los aspectos relacionados con su enfermedad y logra tomar decisiones informadas en el momento adecuado.

¿Cuáles son los siete comportamientos del autocuidado en la diabetes?

1. Alimentación adecuada.
2. Ejercicio con regularidad.
3. Monitoreo los niveles de glucosa.
4. Toma o aplicación de medicamentos.
5. Retos cotidianos.
6. Evitar complicaciones.
7. Actitud positiva.

Ejemplificaré sólo dos beneficios que reporta cada comportamiento para el paciente instruido y educado en diabetes.

1. *Alimentación adecuada:*
   - Reconocer en cuáles alimentos se encuentran las proteínas, las grasas y los hidratos de carbono, y poder elegir los adecuados y realizar los intercambios con el sistema de equivalencias.
   - Ser experto en leer e interpretar las etiquetas de los alimentos.

2. *Ejercicio con regularidad:*
   - Conocer los beneficios de realizar actividad física e identificar cuál es la adecuada.
   - Registrar la frecuencia cardiaca y conocer cuáles son sus límites.

3. *Monitorear los niveles de glucosa:*
   - Manejar con facilidad los monitores de glucosa.
   - Saber en qué momentos debe medirlos y saber qué hacer con los resultados que obtenga.

4. *Ingesta o aplicación de medicamentos:*
   - Conocer los efectos secundarios de cada medicamento y cuál es la manera adecuada de tomarlo.
   - Saber cómo y en dónde se aplican las insulinas, y la manera en que se conservan y transportan.

5. *Retos cotidianos:*
   - Saber qué hacer en los días de enfermedad, los días de fiesta y las vacaciones.
   - Prevenir y manejar la hipoglucemia.

6. *Evitar complicaciones:*
   - Conocer los cuidados de los pies y de la boca.
   - Saber cada cuánto tiempo debe visitar a los especialistas y realizarse estudios de laboratorio.

7. *Actitud positiva:*
   - Manejar de forma adecuada las etapas de los duelos.
   - Adaptarse a una mejor manera de comer y de vivir.

Diabetes
y diagnóstico

La diabetes es una enfermedad crónica e incurable que se caracteriza por elevar los niveles de glucosa en sangre. Esto es secundario a una disminución en la producción parcial o total de la insulina o a su falta de acción. La insulina es una hormona que se requiere para transportar la glucosa al interior de las células del organismo y que puede ser utilizada como energía.

El mal control de la diabetes ocurre cuando los niveles de glucosa en sangre están elevados de forma constante, lo cual puede generar complicaciones con consecuencias tan severas como ceguera, amputación no traumática de miembros inferiores y falla terminal de los riñones. También se relaciona con una disminución en la esperanza de vida de hasta 10 años. Es importante decir que estas complicaciones suceden cuando no hay un adecuado control de la enfermedad.

Existen tres principales tipos de diabetes: tipo 1, tipo 2 y la diabetes gestacional. Su causa, evolución y tratamiento son diferentes, pero todas se caracterizan por los niveles altos de glucosa en sangre. De una manera sencilla explicaré las características de cada una.

Diabetes tipo 1

Antes se le conocía como diabetes insulino-dependiente o juvenil. Entre 3 y 9% de todos los casos de diabetes son del tipo 1. No está vinculada con sobrepeso ni con un mal estilo de vida, su relación con la herencia es muy baja y su causa es desconocida.

El organismo produce anticuerpos que destruyen las células beta del páncreas, que son las encargadas de producir insulina y es así como el cuerpo carece de esta hormona. Se presenta de manera súbita y por lo general se elabora el diagnóstico cuando el paciente ingresa por alguna otra causa al hospital con síntomas de deshidratación o cólico intestinal.

Suele desarrollarse en niños o adultos jóvenes. Su tratamiento requiere, desde el inicio y en todos los casos, la aplicación de insulina. Los pacientes con diabetes tipo 1 que reciben educación en diabetes y logran un buen control de sus niveles de glucosa pueden tener una vida normal y libre de complicaciones.

Diabetes tipo 2

Antes se le conocía como diabetes no insulino-dependiente o del adulto. Entre 91 y 97% de todos los casos de diabetes son tipo 2. Está vinculada con sobrepeso y tiene una relación muy estrecha con la herencia. Si uno de los padres vive con diabetes, el individuo tiene un riesgo de desarrollarla de 50%; si ambos padres la tienen el riesgo se eleva por arriba de 75 por ciento.

Por lo regular coexiste la disminución en la producción de insulina con la disminución de su acción por resistencia de las células del organismo a su efecto. Se presenta con mayor frecuencia en mayores de 40 años, pero cada día se diagnostica más en niños y adolescentes por su estrecha relación con la epidemia de sobrepeso y obesidad que ahora vivimos.

Al principio de la enfermedad se puede lograr un buen control si el paciente come adecuadamente, disminuye peso y realiza alguna actividad física. Al paso de los años, el paciente puede llegar a requerir insulina para su control. El inicio de la enfermedad es muy silencioso y así pueden transcurrir muchos años. Cuando se presentan los síntomas típicos de diabetes, como son mucha hambre (polifagia), orina frecuente (poliuria) y mucha sed (polidipsia), es porque la persona ya vive con diabetes desde años atrás sin diagnóstico y sin control, lo cual se relaciona con la existencia de complicaciones cuando se hace el diagnóstico tardío.

Diabetes gestacional

Ésta ocurre cuando se elevan los niveles de glucosa durante el embarazo y no existe diabetes previa. No suele ocasionar síntomas y se desarrolla entre las semanas 24 y 28 del embarazo.

Se relaciona con elevación de la presión arterial y provoca que los recién nacidos sean muy grandes (macrosomia), lo cual hace necesario el procedimiento de cesárea para el nacimiento.

La mayoría de los casos se controlan con una alimentación adecuada, ejercicio ligero y el automonitoreo de glucosa. En algunos casos se requiere el uso de insulina y medicamentos para su control. Al término del embarazo la glucosa vuelve a sus niveles normales, sin embargo, tanto la madre como el bebé tienen un alto riesgo de desarrollar diabetes tipo 2 con el paso de los años.

Existen otros tipos de diabetes, pero no ahondaremos ellos por que representan una proporción muy baja en relación con los que ya se describieron.

Algunos datos sobre la diabetes

Te presento algunos datos de la séptima edición, en 2015, del *Atlas de la diabetes* de la Federación Internacional de la Diabetes (IDF, por sus siglas en inglés):

- La diabetes tipo 2 es una enfermedad silenciosa que puede pasar inadvertida durante muchos años. La mitad de las personas que viven con ella no lo saben.
- Son 415 millones de personas que viven con diabetes en el mundo.
- De esta cifra, 46.5% de los enfermos o 193 millones no han sido diagnosticados.
- Existen 318 millones de personas que tienen intolerancia a la glucosa (alto riesgo de desencadenar diabetes).
- Al año mueren cinco millones de personas por consecuencias directas de la diabetes.
- Uno de cada 11 adultos vive con diabetes.
- Alrededor de 86 mil niños desarrollan diabetes tipo 1 cada año.
- De las mujeres embarazadas, 16% cursa la gravidez con diabetes gestacional; es decir, uno de cada seis embarazos presenta esta condición.
- El gasto mundial por diabetes asciende a 673 mil millones de dólares al año.

De acuerdo con la Encuesta Nacional de Salud y Nutrición (Ensanut) 2012, en México 9.2% de los adultos conocen su diagnóstico de diabetes al momento de la encuesta. Esto equivale a 6.4 millones de personas.

Estos números por sí solos son alarmantes. Ahora imagina que una cifra igual de personas ya vive con diabetes, pero sin haber sido diagnosticadas. Por eso se piensa que cerca de 12 millones de mexicanos viven con esta enfermedad.

Quiero repetir que lo más grave es que la mitad de esos mexicanos no lo sabe y va por la vida sin tener control alguno sobre su enfermedad. Pueden pasar años para que sean diagnosticados y, cuando esto pase, será muy frecuente que presenten complicaciones. En nuestro país, 14 de cada 100 muertes están relacionadas de manera directa con esta enfermedad y cada hora ocurren siete defunciones en promedio. La diabetes es la principal causa de pérdidas humanas.

Los datos anteriores validan el viejo dicho popular de que *más vale prevenir que remediar*; en este caso yo diría *más vale prevenir que tratar de remediar lo irremediable*.

Camino a la diabetes tipo 2

Obesidad

El sobrepeso y la obesidad guardan una estrecha relación con la prediabetes y ambas son el camino más directo hacia la diabetes tipo 2. Una gran cantidad de factores influyen en que la obesidad se desarrolle en su tipo, grado y edad de presentación. Es una enfermedad crónica y se considera incurable, ya que no importa las veces que una persona baje de peso, si vuelve a comer como comía y a vivir como vivía, sin duda recuperará los kilogramos que perdió.

Este padecimiento se caracteriza por el exceso de tejido graso en el organismo y se acompaña de múltiples alteraciones endocrino-metabólicas, cardiovasculares, articulares y emocionales.

La obesidad es la enfermedad de más rápido crecimiento, considerada como una epidemia en México. De acuerdo con la Ensanut 2012, el porcentaje de la población adulta con sobrepeso y obesidad ha aumentado de una manera alarmante: de 34.5% en 1988 a más de 70% en el año 2012, lo que representa que más de 48 millones de adultos tienen sobrepeso y obesidad. Según este estudio 35% de los adolescentes (entre 12 y 19 años de edad) tienen también estas dos condiciones.

Tipos de obesidad

El sitio del cuerpo donde predomina la acumulación de grasa permite clasificar a la obesidad en dos tipos:

1. *Obesidad abdominal, central, androide o de manzana.* La grasa tiende a acumularse en el área abdominal. Tiene relación directa con la alteración de la glucosa en ayuno, intolerancia a la glucosa, resistencia a la insulina, enfermedades coronarias, dislipidemias (alteraciones de colesterol y triglicéridos), hipertensión arterial y diabetes tipo 2. Por eso es tan importante disminuir la circunferencia del abdomen.

2. *Obesidad periférica, ginecoide o de pera.* La grasa se acumula en el área de las nalgas y las piernas. Tiene menos relación con diabetes, pero mayor con problemas circulatorios y de las articulaciones de los miembros inferiores.

Prediabetes

Antes de que aparezca la diabetes existe una condición que se llama prediabetes.

Es cuando la insulina que secreta el páncreas es menor a los niveles normales o existe resistencia celular a su acción, por lo que hay una ligera elevación de los niveles de glucosa en sangre, pero aún no son suficientes para considerarla una condición diabética.

La importancia de que una persona sepa que tiene prediabetes es que si mejora su forma de comer en cantidad y calidad, si disminuye entre cinco y 10% de su peso corporal, lo conserva así y realiza alguna actividad física con regularidad, podrá prevenir o retrasar la aparición de la diabetes hasta en 58 por ciento.

En la actualidad ya no se busca que el enfermo reduzca grandes cantidades de peso en un lapso corto; ahora es mucho más importante que logre un peso razonable y sobre todo que no recupere los kilogramos perdidos.

Si los factores que desencadenan la prediabetes no se modifican, el riesgo de que la diabetes se presente antes de 10 años es muy alto.

En este momento es muy útil recordar que las personas con diabetes *mal controlada* tienen un alto riesgo de sufrir un ataque al corazón, una amputación, padecer ceguera o sufrir una falla renal terminal, entre muchas otras complicaciones que pueden alterar de manera muy importante sus proyectos y disminuir hasta 10 años su esperanza de vida. Por estas razones resulta prioritario, fácil, económico y menos doloroso prevenir la diabetes que tratar de remediar sus terribles complicaciones.

💡 Para que lo sepas

Los siguientes son los niveles de glucosa en ayuno,[1] glucosa poscarga[2] y de hemoglobina glucosilada A1c (HbA1c)[3] normales, con prediabetes y con diabetes.

Tabla 1. Niveles de glucosa y hemoglobina glucosilada en sangre.

Estudio de laboratorio	Normal	Niveles previos a la diabetes o prediabetes	Diabetes
Glucosa en ayuno	70 a 99 mg/dl	100 a 125 mg/dl	126 mg/dl o más
Glucosa poscarga de 75 g de glucosa	menor a 140 mg/dl	140 a 199 mg/dl	200 mg/dl o más
Hemoglobina glucosilada A1c (HbA1c)	4 a 5.6%	5.7 a 6.4%	6.5% o más

Considera la siguiente información, te resultará útil para saber más sobre el dignóstico de diabetes.

- La mitad de las personas que viven con diabetes aún no han sido diagnosticadas.
- No puedes pensar en controlar algo que no sabes que existe.

[1] Es una medición de glucosa con por lo menos 8 y hasta doce horas de ayuno.

[2] Es una medición de glucosa que se toma después dos horas de haber consumido 75 gramos de glucosa diluida en 300 centímetros cúbicos de agua.

[3] La hemoglobina transporta el oxígeno en la sangre a todo el organismo dentro de los glóbulos rojos o eritrocitos. La hemoglobina glucosilada A1c (HbA1c) es la parte de esa hemoglobina que transporta la glucosa a todo el organismo. Esta medición nos permite conocer el nivel promedio de glucosa en los últimos tres meses.

- Al iniciar de manera temprana el control de tu diabetes podrás evitar o retrasar la presentación de sus complicaciones.
- Pide a tu médico que te realice el estudio de HbA1c o de glucosa poscarga.
- El estudio menos útil para hacer el diagnóstico de diabetes es el de glucosa en ayuno.
- Cuando la glucosa en ayuno ya se encuentra elevada, la glucosa posterior a los alimentos puede haber estado elevada desde hace cinco años.
- Para hacer un diagnóstico a tiempo, pide a tu médico o institución de salud que te realicen el estudio de glucosa poscarga y una hemoglobina glucosilada A1c.
- Vivir con diabetes no es malo, ignorarlo sí lo es.
- Puedes consultar la Norma Oficial Mexicana NOM-015-SSA2-2010, *Para la prevención, el tratamiento y el control de la diabetes* en el siguiente enlace electrónico: <http://dof.gob.mx/nota_detalle.php?codigo=5168074&fecha=23/11/2010>

En la diabetes, la falta de educación
es tan grave como la falta de insulina.
MARCO VILLALVAZO

Cambiaré de camino

Gabriela llegó a su primera consulta vestida como para ir de fiesta. Su elegante vestido negro hacía menos aparentes sus kilos de más. Sus zapatos de tacón alto me hacían esperar el momento en que perdiera el equilibrio. Su largo, ondulado y bien peinado cabello rodeaba un rostro que denotaba tristeza. Justo después del saludo inicial, ella dijo lo siguiente:

—Tengo 33 años, cinco en un buen trabajo, que me encanta, y dos casada con Andrés, a quien adoro. Mis padres murieron hace un año, uno tras otro como si se hubieran puesto de acuerdo. Esto sucedió después de sufrir muchos años por su diabetes.

"Andrés y yo pensamos que ya era momento de tener familia, por lo que acudimos al ginecólogo. Después de revisarme y decirme que todo estaba bien para buscar un embarazo, me pidió que me tomara unos estudios de laboratorio. Cuando llamé al médico por teléfono para que me informara cuál fue el resultado de los estudios, me dijo que era probable que tuviera diabetes. Me solicitó otros estudios y que con los resultados hiciera una cita con usted."

Gabriela me entregó el sobre con los resultados de los estudios. Mientras los revisaba, lo que más me llamó la atención no fueron los documentos que tenía en mis manos, sino las lágrimas que corrían por sus mejillas. Ella tomó un pañuelo desechable al mismo tiempo que su llanto se volvía estremecedor y con la voz entrecortada, exclamó:

—¡No puedo tener diabetes! ¡No quiero repetir la agonía que vivieron mis padres!

Al terminar la revisión de los análisis de laboratorio, levanté la mirada, la fijé en sus ojos y le dije:

—Gabriela, estos estudios nos muestran que estás en el camino hacia la diabetes; prediabetes es su nombre. Tus niveles de glucosa están elevados, pero no lo suficiente para decirte que vives con diabetes. Te apoyaré para que mejores tus hábitos de alimentación y actividad física, lo cual te ayudará a reducir los pocos kilogramos que tienes de más. Todo esto disminuirá y alejará el riesgo de que la diabetes se desencadene en ti. No podemos modificar la herencia que tienes, pero sí puedes mejorar tus conductas para que puedas comer de manera más adecuada, al tiempo que te ejercitas con placer y regularidad.

Procedí a explicarle los resultados de sus análisis y después elaboramos un plan de cambio con objetivos simples y a corto plazo.

Al despedirnos, Gabriela con el rostro lleno de esperanza me dijo:

—Ahora entiendo que no puedo cambiar de dónde vengo, pero sí hacia dónde me dirijo. Cambiaré de camino para influir en mi destino y que no sea el mismo que el de mis padres.

Enséñale a tu cuerpo quién manda.

Los pasos hacia la victoria

Juan Carlos es un paciente de 43 años, con sobrepeso, de tez morena y gesto agradable. Sus ojos grandes y alegres hacen juego con su franca sonrisa. Luce una larga y tupida barba que contrasta con su muy corta y escasa cabellera. Durante su primera visita al consultorio me refirió que se sentía muy cansado, que lo único que quería hacer era dormir todo el día y que ni siquiera tenía deseos de jugar con Carlitos, su pequeño hijo de cuatro años de edad. La necesidad de comer cualquier tipo de alimento a toda hora se apoderó de él, junto con una sed enorme que trató de saciar, sin conseguirlo, con refrescos embotellados que tomaba a lo largo de todo el día. Juan Carlos pasaba desesperadas noches de mal dormir por tener que levantarse a orinar en innumerables ocasiones.

Le pedí que se realizara algunos estudios de laboratorio, los cuales me llevó a los pocos días. Conforme revisaba los resultados le comenté:

—Juan Carlos, tu glucosa en ayuno fue de 165 mg/dl. En el estudio a las dos horas poscarga de 75 gramos de glucosa tuviste

372 mg/dl y tu hemoglobina glucosilada A1c fue de 11.5%. No hay duda: tienes diabetes.

Mientras hablaba, observé como su amplia frente se perlaba de sudor, su espontánea sonrisa desaparecía y sus ojos se hacían más grandes y menos alegres. De hecho, poco a poco se le llenaron de lágrimas. Con palabras quedas y entrecortadas exclamó:

—¡No puede ser! ¡No puedo tolerar la idea de tener diabetes! Mi papá murió por ese motivo a los 53 años. ¡Yo no quiero morir, Carlitos me necesita! ¿Qué voy a hacer?

Minutos después recuperó la calma y aseguró, con sus ojos fijos en los míos:

—Haré todo lo que pueda para modificar el rumbo de mi destino. ¡La diabetes no me vencerá!

Así comenzamos su tratamiento integral y ahora, un año después, Juan Carlos ha bajado de peso, ya corrió su primer medio maratón (21 kilómetros), come en forma adecuada y, según dice, muy sabroso. Su glucosa está dentro de los límites de la normalidad. Al final de cada consulta se despide con una sonrisa y dice:

—Voy arriba en el marcador en mi juego contra la diabetes.

Control de la diabetes se escribe
con c de conocimiento, constancia,
conciencia y compromiso.

Nunca más me dirán obesa

Margarita llegó muy puntual a su primera cita, el segundo lunes de enero, dispuesta a realizar su propósito de año nuevo: bajar de peso. Tenía 42 años, 89 kilogramos y una estatura de 1.62 metros. Su tez era blanca, el cabello largo, ondulado, rojizo y muy bien peinado contrastaba con sus grandes ojos color miel y su agradable sonrisa. Me platicó sobre lo mucho que había comido desde las posadas hasta la rosca de reyes. Ya estaba harta de tanto comer y quería que la ayudara a bajar de peso.

En sus estudios de laboratorio del año pasado su glucosa en ayuno fue de 120 mg/dl. Aproveché que venía en ayuno y procedí a medir su nivel de glucosa, el cual fue de 125 mg/dl. Le comenté que tenía una alteración de la glucosa en ayuno y prediabetes y que era muy importante controlar esos niveles. Margarita me interrumpió un tanto alterada y me dijo:

—No, doctor, yo no vengo por eso del azúcar. Vengo para bajar de peso.

—En este momento todavía no eres una persona con diabetes, sin embargo, vas por el camino directo para que en poco tiempo se desencadene. Ese camino se llama obesidad. Tu índice de masa corporal (IMC) es de 33.9; esto quiere decir que tienes obesidad en primer grado.

"Voy a orientarte y a apoyarte para que mejores tus hábitos de vida y alimentación. Así bajarás de peso y lo mantendrás controlado; con ello disminuirá 58% el riesgo de que la diabetes se desarrolle –le expliqué."

Al escuchar lo anterior, la sonrisa desapareció del rostro de Margarita, cuyos grandes ojos se cerraban con el brote de las lágrimas. Entonces puntualizó:

—¡Haré todo lo que me diga para no tener diabetes, pero lo que en verdad me espantó y dolió fue la palabra *obesa*!

Cuatro semanas después, tras bajar un promedio de 110 gramos cada día y ya con sus niveles de glucosa en ayuno y después de los alimentos dentro de los límites normales, con su agradable sonrisa, Margarita me dijo con seguridad: "A mí nadie volverá a decirme *obesa*".

🔆 Para que lo sepas

¿Qué es el índice de masa corporal?

- El índice de masa corporal sirve para valorar el estado de nutrición de una persona.
- Representa la cantidad de kilogramos que tiene por cada metro al cuadrado de cuerpo.
- Se obtiene al dividir el peso en kilogramos entre la estatura al cuadrado en metros.
- Es igual en hombres y mujeres adultos y no es válida para menores de edad, atletas y mujeres embarazadas.

¿Cómo puedes conocer tu índice de masa corporal?

La fórmula es la siguiente:

$$IMC = \frac{peso^{(1)} \ (kilogramos)}{estatura^{(2)} \ (metros)}$$

El IMC de Margarita

$$\frac{89}{1.62 \times 1.62} = \frac{89}{2.62} = IMC = 33.9$$

Clasificación de la Organización Mundial de la Salud (OMS) del estado nutricional de acuerdo con el IMC:

- Peso bajo: menos de 18.5.
- Peso adecuado: entre 18.5 y menos de 25.
- Sobrepeso: entre 25 y menos de 30.
- Obesidad en primer grado: entre 30 y menos de 35.
- Obesidad en segundo grado: entre 35 y menos de 40.
- Obesidad en tercer grado: igual o mayor de 40.

¿Sabes cuál es tu IMC?

Anota tu peso en kilogramos: _____ (1)

Anota tu estatura en metros: _____

Ahora, multiplica tu estatura por sí misma _____ (2)

Divide el resultado de tu peso (1) entre tu estatura al cuadrado (2), ¡y ya está!

Tu IMC es de: _____

Ahora compara tu resultado con la clasificación de arriba.

Si existiera algo mágico para adelgazar,
no habría gordos en el mundo.

Adiós al asesino silencioso

Arnulfo tiene 61 años de edad y cabello corto y tan canoso como su tupida barba. Su enorme sonrisa muestra un nerviosismo latente, como preocupado por todo lo que sucede a su alrededor. Trabaja en una empresa de telefonía celular y se siente ilusionado porque está a punto de jubilarse. Felizmente casado desde hace 42 años, es padre de dos hijas y abuelo consentidor de cuatro nietos. No realiza ninguna actividad física, pero es perfeccionista en su trabajo; incluso asiste a trabajar los fines de semana.

Pesa 95 kilogramos y mide 1.72 metros. Su IMC es de 32.2, lo cual significa que tiene obesidad en primer grado. En el estudio de glucosa en ayuno tiene 135 mg/dl y en el de glucosa poscarga tiene 205 mg/dl. Estos resultados indican que tiene diabetes tipo 2.

Me platicó que desde hace seis meses tiene un cotidiano y molesto dolor de cabeza que aparece y desaparece sin motivo alguno. Al tomarle la presión arterial me sorprendió encontrarla muy alta:

210/115 mm/Hg, por lo que procedí a tomársela de pie y recostado, sin que el resultado se modificara. Arnulfo me preguntó:

—¿Pasa algo malo, doctor?

—¿Cuándo fue la última vez que le tomaron su presión arterial? –inquirí.

—La verdad es que ya ni me acuerdo, sin embargo, me dijeron que no me preocupara, que estaba un poco alta pero que no era peligrosa –me dijo.

Le expliqué que en el ambiente médico a la hipertensión arterial se le llama *el asesino silencioso.*

Además de los medicamentos necesarios indiqué a Arnulfo una alimentación adecuada para ayudarlo a bajar de peso, a regularizar su presión arterial y a disminuir sus nieves de glucosa. Le pedí que se preparara para su jubilación y que los fines de semana iniciara breves y tranquilas caminatas.

Después de 12 semanas Arnulfo había bajado siete kilogramos de peso y ya no tenía obesidad. Sus niveles de glucosa ya estaban dentro de límites normales y con su presión arterial se podría pre-sumir: ya era de 120/80 mm/Hg. Recuerdo que al despedirse esa tarde, me miró a los ojos y me dijo: "¡Seguiré mejorando mi forma de comer y de vivir! ¡Ese asesino silencioso no me robará mi vida y mi jubilación!"

💡 Para que lo sepas

La presión arterial normal debe ser igual o menor a 120/80 mm/Hg y es generada por un equilibrio entre tres factores:

- El corazón (la bomba que impulsa la sangre).
- El volumen circulatorio (la cantidad de sangre).

- La resistencia de las arterias (la luz interior de las arterias; imagina una manguera).

Cuando este equilibrio se rompe, la presión arterial puede disminuir (hipotensión arterial) o incrementarse (hipertensión arterial).

Para elaborar el diagnóstico de hipertensión arterial, el paciente debe tener una presión arterial igual o mayor a 140/90 mm/Hg en tres ocasiones, días y circunstancias diferentes.

La hipertensión arterial se relaciona con factores modificables, como sobrepeso y obesidad, consumo de sal y alimentos salados, estrés, vida sedentaria, algunos medicamentos (por ejemplo, cortisona, hormonas y vasoconstrictores), tabaquismo y consumo de algunas drogas. El factor no modificable en este padecimiento es la herencia.

Éstas son algunas de las cifras sobre hipertensión arterial en México:

- La padece 31.5% de los mayores de 20 años de edad.
- De los enfermos, 47.3% ignora que la padece.
- Es la séptima causa de mortalidad.
- Genera 3% del total de muertes.
- Guarda una estrecha relación con las complicaciones y las muertes por diabetes, infarto al miocardio y enfermedad cerebrovascular.
- Junto con las enfermedades mencionadas, representa cerca de 34% de todas las muertes.

Uno de los factores modificables para ayudar a controlar la presión arterial elevada es limitar el consumo de la sal y de los alimentos salados, como: agua mineral, agua quina, refrescos, salsa de soya e inglesa, carnes frías, tocino, chorizo, cecina, machaca, quesos fuertes, mariscos, alimentos enlatados y ahumados, jugos de verduras procesados, frituras y botanas. Es muy útil no utilizar el salero en la mesa.

No dañes a tu corazón
comiendo sin razón.

Respetarnos y aceptarnos como somos

Cuando conocí a Érika era una tímida adolescente de 14 años, de estatura baja y con sobrepeso importante. Siempre dirigía su mirada al suelo. Su cabello estaba bastante descuidado, mal peinado, rizado y largo, de tono claro con raíces negras que rodeaba su cara con brotes de un acné que no podía ocultar a pesar de la gruesa capa de maquillaje que usaba. Sobresalían en sus pequeñas orejas unos grandes aretes en forma de balón de futbol. En esa ocasión vestía un amplio y largo blusón de color rosa y estampado con enormes flores amarillas. Venía acompañada de su mamá, quien respondía por ella a todas mis preguntas. También me dijo lo mal que comía su hija, lo desobediente que era y los numerosos complejos que arrastraba. Llamó mi atención el gran parecido físico y de vestimenta entre ambas.

Al explorar a Érika detecté unas manchas en su nuca. Al mostrárselas a su mamá dijo de inmediato que eran de mugre y acusó a su hija de que pasaba hasta una semana sin bañarse. Les expliqué que esas manchas no eran por falta de aseo, que se llaman *acantosis nigricans* y que brotaron por alteraciones en la acción de la insulina de la joven. Le pedí que se tomara unos estudios de laboratorio, en los cuales encontré una glucosa en ayuno de 156 mg/dl, la presencia de glucosa en orina y una hemoglobina glucosilada A1c de 7.6%.

Con estos datos pude elaborar un diagnóstico de diabetes tipo 2. Asustada, la mamá de Érika se realizó los mismos estudios de laboratorio y los llevó a la siguiente consulta. El resultado fue que también en ella se había desencadenado la diabetes.

Meses más tarde, en plena consulta, madre e hija celebraron felices por el buen control de su diabetes y por haber bajado bastantes kilogramos. Al despedirse, la mamá de Érika se acercó y me comento al oído: "Estamos aprendiendo no sólo a comer y a vivir mejor, sino a respetarnos y a aceptarnos como somos. Lo más importante es que he comprendido que los hijos son el reflejo del alma de sus padres".

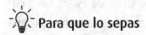 **Para que lo sepas**

¿Por qué es importante conocer el porcentaje de la hemoglobina glucolisada A1c (HbA1c)?
Conocerlo nos permite saber cuál es el nivel promedio de glucosa en los últimos tres meses (lo que se mide es el transporte de la glucosa en sangre, no la glucosa). Es una de las medidas más confiables para evaluar el control de la diabetes. La muestra para este estudio se toma de la sangre venosa del paciente y se puede tomar a cualquier hora del día, con o sin ayuno.

Conoce cuáles son los valores de la hemoglobina glucosilada A1c:

- El valor normal en personas sin diabetes es de 4 a 5.6 por ciento.
- Los valores entre 5.7 y 6.4% indican prediabetes.
- El valor de 6.5% o mayor implica un diagnóstico positivo de diabetes.

- La Asociación Estadounidense de Endocrinólogos Clínicos (AACE) considera que 6.5% o menor es un buen control para las personas con diabetes. Para la Asociación Estadounidense de Diabetes (ADA) este valor es 7% o menor.

Los padres fabricamos los recuerdos
que serán parte del alma de nuestros hijos.

Mucho más que azúcar elevada

En la primera entrevista que tuve con Ricardo supe que era un profesor universitario y abogado litigante de 51 años de edad, tan ocupado con sus responsabilidades de trabajo que no realizaba ninguna actividad física y decía que se alimentaba de pura *vitamina T*: tortas, tacos, tostadas, tlacoyos y tamales. En su cabello ondulado y largo predominaba el color blanco, era de estatura baja y tenía bastante peso de sobra. Su respiración era tan evidente y forzada que llamaba la atención de los demás. Un profundo y desagradable olor a cigarro impregnaba la fina ropa que vestía; sus zapatos brillaban con intensidad. El botón del cuello de su camisa y el nudo de su corbata multicolor estaban tan apretados que parecía que su cara iba a reventar.

Lo acompañaba Hilda, su esposa, de apariencia intelectual. A primera vista parecía su hija. Ella se mantuvo todo el tiempo muy atenta y anotando, como si fuera una secretaria, todo lo que yo decía.

Después del saludo inicial, Ricardo me entregó un sobre que contenía los estudios de laboratorio que le pedí que se tomara cuando habló conmigo para sacar su cita. Al revisarlos llamaron mi atención los niveles de glucosa en ayuno de 189 mg/dl, la hemoglobina glucosilada A1c de 9.1%, los triglicéridos de 375 mg/dl y el colesterol en 240 mg/dl. Al tomarle la presión arterial resultó de 170/105 mm/Hg, su circunferencia de cintura fue de 121 centímetros y la glucosa en ese momento se encontraba en 211 mg/dl. Había terminado de desayunar alrededor de dos horas atrás. "¿Cómo me encuentra?", preguntó Ricardo, apenas terminada la exploración física.

Le dije que su presión arterial, triglicéridos y colesterol estaban elevados y que sus estudios confirmaban la presencia de diabetes. También le expliqué cada dato alterado, le dije cuáles son los niveles que debe tener una persona sana y que la diabetes, en general, no viene sola, suele venir acompañada por otros procesos patológicos que pueden generar más complicaciones. Para finalizar le indiqué que necesitaría tomar algunos medicamentos, pero que lo más importante era mejorar su estilo de vida para aprender a controlar su diabetes y todas sus patologías agregadas.

Al terminar la consulta, Hilda me dijo: "Ahora entiendo que la diabetes es mucho más que azúcar elevada en sangre", y procedió a mostrarme sus anotaciones para que se las revisara. Las siguientes son algunas sus notas:

Una persona sana debe tener los siguientes niveles:
- Glucosa en ayuno: entre 70 y 99 mg/dl.
- Hemoglobina glucosilada A1c: entre 4 y 5.6 por ciento.
- Triglicéridos: menos de 150 mg/dl.
- Colesterol: menos de 200 mg/dl.
- Presión arterial: 120/80 mm/Hg.
- Circunferencia de cintura: lo más cercano a 80 centímetros en mujeres y a 90 centímetros en hombres.
- Glucosa después de dos horas de comenzar a comer: menor a 140 mg/dl.

"Ahora sé que la diabetes no viene sola, pero si la controlamos todo mejorará", escribió Hilda.

La diabetes suele acompañarse de muchas alteraciones clínicas y metabólicas. Conocer los niveles adecuados de los principales análisis clínicos y de exploración te servirán para hablar el mismo idioma que tu médico y establecer tus objetivos con él.

Nos lamentamos de los días tan cortos, pero nos comportamos como si la vida fuera eterna.

Di que *no* al maratón Guadalupe-Reyes

Blanquita sabe que padece diabetes tipo 2 desde hace seis meses. Camina 40 minutos todos los días y come en forma adecuada y ordenada, lo cual le ha permitido bajar 13 kilogramos y recuperar el peso que tenía hasta antes de su embarazo. Monitorea sus niveles de glucosa dos o tres veces por semana y puede presumir de mantener la diabetes bajo control sin tomar medicamentos.

Cuenta con 39 años, es odontóloga especializada en ortodoncia, tiene la piel morena y apiñonada, su cabellera negra y larga adorna su escotada blusa. Blanquita es fanática de las no muy discretas minifaldas que luce con gran altivez gracias a sus 1.76 metros de estatura. Es madre de dos simpáticos y traviesos gemelos de cuatro años de edad.

Al llegar a su consulta de control observé que sus grandes ojos negros con rasgos orientales mostraban incertidumbre y ansiedad. Cuando quise indagar el motivo de su preocupación, me dijo con voz muy baja y entrecortada:

—Tengo un miedo enorme, casi terror de no poder controlar mi forma de comer durante las próximas fiestas de fin de año. Fue justo hace un año, después de haber comido sin restricción de todo lo que se me puso enfrente desde la primera posada hasta que fui a la farmacia y por casualidad coincidió que estaban tomando los niveles de glucosa en forma gratuita a los clientes y que yo estaba en ayuno.

"Recuerdo a la perfección las sensaciones entremezcladas de incertidumbre, angustia y desesperación que sentí al ver que mi azúcar salió en 327 mg/dl. Esto sucedió al día siguiente de haberme sacado cuatro muñecos en los cuatro pedazos de rosca de reyes que comí aquel 6 de enero.

—Blanquita, ya no eres la misma mujer de hace un año. Ahora es el momento de aplicar todo lo que has aprendido para que, a pesar de las fiestas, mantengas el buen control de esta enfermedad incurable –le respondí.

 **Para que lo sepas**

Consejos para enfrentar las fiestas y salir victorioso:

- La diabetes estará contigo en todo momento. Es tu compañera de vida.
- Puedes comer algo *extraordinario* en un momento *extraordinario*.
- Antes de comer algo inadecuado, pregúntate si cumple con el requisito anterior.
- Si comes algo inadecuado, que no sea en dos alimentos seguidos ni más de dos días continuos.
- A pesar de que haya cena familiar, come adecuadamente en el alimento previo. No te saltes comidas.
- El líquido que debes preferir es el agua natural, sin embargo, si llegas a tomar refrescos, procura que sean *light* o sin azúcar.

- Es mejor comer pan, galletas, barras y cereales integrales. Los alimentos son integrales porque tienen fibra, no porque sean dietéticos. No los comas en exceso.
- Es mejor comer con calidad que por cantidad.
- A las comidas especiales hay que tenerles respeto, y no miedo.
- Es muy recomendable continuar con tus caminatas y tu monitoreo de glucosa.
- Debes seguir tomando tus medicamentos en la misma forma que siempre.
- Cuando te ofrezcan alimentos basura, debes decir "no, gracias" al tiempo que dices "gracias a Dios".

Antes de comer, conecta primero tu cerebro
y después abre la boca.

¡Ustedes tranquilos!

Raúl es un joven de 21 años de edad, alto y delgado. Su cabello es largo y rizado, peinado con tanto gel que su brillo llama la atención. Sus grandes e inseparables lentes por arriba de su amplia y cordial sonrisa denotan confianza en sí mismo. También es un buen estudiante que cursa su carrera universitaria en una universidad de prestigio, apoyado por una beca académica. Por las tardes ayuda en el negocio familiar.

Asistió a su primera consulta acompañado de sus padres y de su novia. Después del saludo inicial, Raúl me dijo:

—Hace cuatro semanas me diagnosticaron diabetes tipo 1. Yo estaba muy bien hasta que un día fui a comer tacos con unos amigos. Al día siguiente desperté con un intenso dolor de cabeza y fiebre;

un día después, la diarrea y el vómito eran incontrolables a pesar de los medicamentos que recetaron. Me sentía muy mal. Mis papás me llevaron a urgencias de la clínica. Me tomaron unos estudios de sangre y me pusieron suero. Después de eso sólo recuerdo que mi madre estaba junto a mí, tomaba mi mano y lloraba sin control mientras me decía: "¡Hijo, tienes diabetes! ¡Los médicos dicen que tienes diabetes!"

La madre de Raúl interrumpió la narración con su llanto y sus sollozos, como si fuera aquel día. Dijo:

—Esa noticia fue como un rayo que partió el alma de la familia. Aún no comprendemos por qué le dio esta enfermedad: no fuma, no toma, es deportista y no hay nadie en la familia con diabetes.

En ese momento ya corrían lágrimas por las mejillas de todos los presentes. Raúl volteó a ver a sus seres amados y les dijo:

—Yo sé que no es el fin del mundo. Sé que podré aprender a vivir bien con ella.

—En efecto Raúl –agregué–, tienes toda la razón: aprenderás a tomar el control de tu nueva condición de vida. Sabrás cómo alimentarte de manera correcta, te volverás experto en el automonitoreo de la glucosa y en qué hacer con los resultados que obtengas. La aplicación de insulina es necesaria para suplir la que tu páncreas dejó de producir. Sin duda, en poco tiempo dominarás este arte. Tu vida seguirá adelante hasta que consideres a la diabetes como tu compañera de vida. Podrás tener una existencia plena, feliz y sin complicaciones; pero requerirás apoyo, comprensión y mucho estudio sobre la diabetes.

"Lo primero es quitarse culpas. La presentación de la diabetes tipo 1 no es culpa de nadie. Por algún motivo desconocido hasta hoy, las células que producen insulina son destruidas y dejan de producirla. No tiene que ver con herencia o descuido en la forma de comer o de vivir.

Raúl se levantó de pronto y se dirigió a sus acompañantes:

—Ustedes tranquilos. Yo soy bueno para eso del estudio. Me convertiré en un experto en esta enfermedad para que me ayude a ser una mejor persona.

-ᗦᗣ- Para que lo sepas

Alrededor de 95% de los casos de diabetes son tipo 2. El restante 5% corresponde a diabetes son tipo 1 (como Raúl). La mayoría son niños o adolescentes. No se sabe con certeza el número total de personas que viven con diabetes tipo 1 en México, pero se considera que hay entre 300 y 400 mil personas con esta condición de vida.

La causa de la diabetes tipo 1 es desconocida. Se dice que es autoinmune porque el propio organismo genera anticuerpos que atacan a las células beta del páncreas, responsables de producir insulina.

Para hacer el diagnóstico de diabetes tipo 1 se requieren los siguientes estudios de laboratorio (consulta siempre a tu médico):

- Péptido C.
- Insulina.
- Anticuerpos anti GAD.
- Anticuerpos antiinsulina.
- Anticuerpos antiislotes.

Para evitar o retrasar las complicaciones de la diabetes tipo 1 es necesario que su tratamiento incluya la aplicación de insulina, el automonitoreo de glucosa, una alimentación adecuada y educación en diabetes.

Tabla 2. Diferencias entre diabetes tipo 1 y 2.

	Diabetes tipo 1	Diabetes tipo 2
Edad	Infancia y jóvenes	Adultos
Inicio	Rápido (agudo)	Lento (crónico)
Necesidad de insulina	Permanente	Existe la posibilidad
Secreción de insulina	Ausente	Muy variable
Historia familiar	Baja (5%)	Alta (75 a 100%)
Resistencia a la insulina	No	Sí
Frecuencia étnica	No	Sí (ser hispano)
Autoinmunidad	Sí	No
Producción de cetoasis diabética*	Sí	No
Obesidad	Rara	Sí (75 a 100%)

En la vida, todo lo que hagas
o dejes de hacer tendrá consecuencias.

Sé que al cuidarme lo cuido a él

—Este embarazo es muy deseado y querido. Desde que éramos novios, Roberto y yo imaginábamos que vivíamos a plenitud ese momento maravilloso de unirnos con Dios para dar vida. Nunca pensamos que a la mitad del embarazo el ginecólogo nos dijera que todo está en riesgo, ya que me acaba de diagnosticar diabetes.

Éstas fueron las primeras palabras, llenas de angustia e incertidumbre, que Karla, con lágrimas en los ojos, me dijo en su primera visita a mi consultorio. Vino acompañada de Roberto, quien la miraba

* La cetoasis es una complicación de la diabetes tipo 1 que ocurre por la falta o mala dosificación de la insulina.

con ternura y amor al tiempo que trataba de calmarla tomándola de la mano. Karla continuó:

—Nos han dicho tantas cosas que suceden cuando hay diabetes en el embarazo que estamos aturdidos y asustados. Queremos que todo salga bien, que nuestro bebé nazca sano y tenga la posibilidad de vivir una vida plena, ¿qué debemos hacer? –preguntó esperanzada.

—Lo primero que quiero decirles es: ¡felicidades! –contesté.

—¿Felicidades? ¿Por qué? –preguntaron ambos al mismo tiempo.

—La diabetes gestacional puede generar una enorme cantidad de complicaciones en el bebé, en la madre y durante el parto cuando no se controla de manera adecuada. A la mayoría de las mujeres con esta enfermedad no se le diagnostica y pasa inadvertida. Solamente se enteran de ella cuando se presentan las complicaciones. Su ginecólogo hizo lo correcto: le mandó hacer los estudios adecuados para diagnosticar la diabetes gestacional. En otras palabras, fue a buscarla y la encontró. Ahora ustedes, su ginecólogo y yo, como educador en diabetes, iniciaremos los cuidados necesarios para mantener los niveles de glucosa como si usted no viviera con diabetes y que las complicaciones no se presenten. Por eso le pido que ahora llore pero de alegría. Mis felicitaciones, una vez más.

"Lo primero será aprender a seleccionar los alimentos adecuados para que su bebé y usted estén bien nutridos y el peso que ganen sea el correcto. Le enseñaré a monitorear sus niveles de glucosa y, de acuerdo con los resultados que obtenga, evaluaremos si los cambios en su alimentación son suficientes para lograr el control. En caso de que estos cambios no sean suficientes, su ginecólogo le recomendará algún medicamento o la aplicación de insulina sólo durante el resto de su embarazo.

Al final de esa primera consulta, Karla se despidió:

—De verdad, ¡gracias! Me devolvió la esperanza. Hasta antes de ver al ginecólogo todo había sido fácil. Hoy me siento por primera vez responsable de la salud de mi hijo. Ahora sé que al cuidarme lo cuido a él.

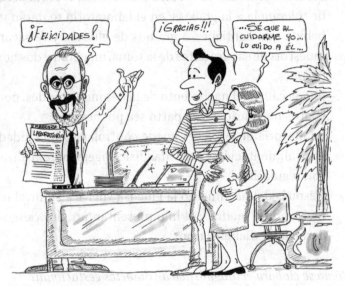

Para que lo sepas

El embarazo puede cursar con dos tipos diferentes de diabetes:
- *Diabetes pregestacional.* La mujer se embaraza cuando ya vive con diabetes, sea del tipo 1 o del tipo 2.
- *Diabetes gestacional.* La mujer desarrolla diabetes durante el embarazo (como Karla).

Algunos datos sobre la diabetes gestacional son:
- La Federación Internacional de Diabetes nos dice que, a nivel mundial en el año 2015, 16% del total de los embarazos cursaron con esta enfermedad, la gran mayoría sin diagnóstico.

- Se desencadena entre la semana 24 y 28 del embarazo. En estas semanas tu médico podrá ordenarte una curva de tolerancia a la glucosa: en el laboratorio te darán una bebida que contiene 75 gramos de glucosa y te sacarán muestras de sangre antes de la toma, una hora y dos horas después.
- Puede causar el nacimiento de bebés muy grandes, por lo cual es necesario que el parto sea por cesárea.
- La mayoría de las veces puede controlarse con cuidados en la alimentación y actividad física ligera, pero realizada con regularidad.
- Después del nacimiento la glucosa vuelve a su nivel normal, pero la madre y el hijo presentan un alto riesgo de desarrollar diabetes tipo 2.

¿Cómo se elabora el diagnóstico de diabetes gestacional?
Se diagnostica con un estudio que se llama curva de tolerancia a la glucosa. La diabetes gestacional se confirma uno o más de los siguientes resultados son iguales o mayores a:

- Glucosa en ayuno: 92 mg/dl.
- Glucosa a la hora: 180 mg/dl.
- Glucosa a las dos horas: 153 mg/dl.

Las palabras sin acción no son nada.

Duelo ante
el diagnóstico

Todos los cambios significativos de la vida implican un proceso de duelo; por ejemplo, cambiar de lugar de residencia o de escuela, la pérdida de trabajo, terminar una relación sentimental, la muerte de un ser querido o el diagnóstico de diabetes, etcétera.

La diabetes resulta un acontecimiento trascendental y difícil de aceptar. Puedes padecerla a cualquier edad, en forma súbita o crónica, y esto te hace dudar de tu capacidad para controlar tu propia vida. El diagnóstico, afecta de manera importante a tus familiares y seres cercanos, como un rayo que les parte el alma.

El duelo en diabetes es una serie de reacciones y sentimientos normales y deseables que te llevan a que aceptes la enfermedad como una parte integral de tu vida, al tiempo que te adaptas a la nueva realidad. Es el tiempo que transcurre entre el diagnóstico de la diabetes y su aceptación plena. Puede ir desde lo dramático, inmenso y profundo hasta lo superficial; en el peor de los casos puede transcurrir toda tu vida sin que llegues a resolverlo en forma adecuada, con lo cual provocas que las complicaciones agudas y crónicas de la enfermedad se presenten en forma temprana.

Este proceso implica decir adiós a una parte importante de tu vida. Estos cambios van acompañados de un dolor inevitable y necesario para que puedas llegar a la aceptación. El duelo puede ser por la noción de incurabilidad, el miedo a sufrir amputaciones, ceguera o diálisis, la ansiedad ante lo desconocido, no sentirte capaz de llevar a cabo todos los cambios que se te piden, el riesgo a heredarla a tus hijos, el impacto de la enfermedad sobre el embarazo en las mujeres jóvenes, etcétera.

La diabetes tipo 2 suele presentarse con más frecuencia cuando los hijos crecen y se van de casa y cuando la capacidad de trabajo disminuye. En conjunto representa un freno a tu proyecto de vida y esto genera un duelo más intenso.

La finalidad del duelo es que aceptes la realidad de la enfermedad, que te adaptes a una nueva forma de comer y de vivir, que busques información, que identifiques, comprendas y expreses los sentimientos para asimilarlos y así puedas superarlos.

Elaborar el duelo significa ponerte en contacto con la nueva realidad, lo anterior tiene riesgos y oportunidades, además puede provocar sufrimiento y frustración. Sin embargo, es el camino que te conducirá a aceptar la diabetes como una realidad cotidiana y te permitirá comenzar de manera temprana su control para así evitar sus complicaciones agudas y crónicas. Un duelo bien elaborado generalmente se resuelve en un año.

Los aspectos que influyen en la percepción y el desarrollo del duelo son los siguientes:

- *Las creencias sobre la salud.* Son las interpretaciones subjetivas que das a la diabetes por las experiencias previas, personales y familiares, o por la información recibida a lo largo de la vida.

- *La susceptibilidad.* Ocurre cuando te sientes indefenso ante la posibilidad de sufrir las consecuencias de la diabetes. Mientras más susceptible te sientas ante la enfermedad, mejor será tu apego al tratamiento.
- *La severidad de la diabetes y sus complicaciones.* La idea de que la diabetes mal controlada puede acarrearte graves consecuencias hace más factible un buen autocuidado.
- *Los beneficios del autocuidado.* Es la percepción de que el autocuidado en la diabetes puede producir grandes beneficios, ya que evita o retrasa la aparición de complicaciones.
- *La relación costo-beneficio.* El autocuidado de la diabetes es costoso, pero sin duda son muchísimo más caras las complicaciones.
- *El locus o la designación del control.* Es la percepción de qué o quién tiene el control sobre los resultados y las consecuencias de tu enfermedad. Y ésta a su vez se divide en:

  · *Orientación interna:* cuando consideras que el control está en tus manos. Buena evolución.
  · *Orientación externa:* cuando consideras que el control está en el médico o en tu familia. Mala evolución.
  · *Orientación hacia la suerte:* cuando consideras que el control está en el azar. Muy mala evolución.

- *El apoyo social.* Permite ayudar al enfermo recién diagnosticado a superar el duelo. En los niños coresponde a los padres brindar apoyo; en los jóvenes son los amigos; en los adultos son los compañeros de trabajo, la pareja o sus amistades.

- *Los recursos personales.* Tus características intrínsecas influyen de forma importante en tu capacidad para solucionar el duelo en forma rápida y adecuada o lenta e incompleta; por ejemplo, tu capacidad de adaptación, carácter, personalidad, salud mental, grado de confianza en ti mismo, madurez e inteligencia, nivel de conocimiento de la enfermedad, etcétera.

En la diabetes tipo 1 el duelo es mucho más profundo en los padres que en el enfermo, ya que el niño tiene pocas nociones de salud, locus de control y por lo regular ninguna experiencia con la enfermedad.

Etapas del duelo

Las etapas del duelo son negación, enojo, negociación, depresión y aceptación, pero hay personas que no logran elaborar de manera adecuada estas etapas y viven lo que se llama duelo incompleto. Puedes atravesar estas etapas en diferente secuencia, intensidad y duración; también puedes fluctuar de una etapa a otra hasta llegar a la aceptación.

Durante el duelo es normal sentir dudas, enojo, miedo, ansiedad, rabia, tristeza, culpa, confusión, depresión y pérdida de interés en cosas que antes te causaban emoción. Es importante no oponer resistencia a los sentimientos, pero tampoco hay que hundirse en ellos.

A continuación, expongo cada una de las etapas del duelo:

- *Negación.* Es un mecanismo de defensa común. No puedes creer lo que te sucede, piensas que el diagnóstico está equivocado, el laboratorio falló, el médico no sabe lo suficiente, etcétera. No le comunicas a tu familia o amigos la existencia de la enfermedad. Retrasas el inicio del autocuidado. Esta etapa es necesaria, ya que te brinda la oportunidad de madurar tu nueva realidad y pasar a la siguiente fase.

- *Enojo*. Es natural sentirte enojado y frustrado. Te preguntas "¿por qué yo?, ¿por qué a mí?" Tu frustración es más grande cuando ves a tu alrededor a personas que, desde tu punto de vista, merecen más que tú la enfermedad. "¡No es justo!", dices. Tu enojo puede ser hacia ti mismo, algún miembro de tu familia o el médico. Tienes todo el derecho a estar enojado ya que la diabetes, además de ser incurable, te obligará a hacer cambios importantes en tu forma de vida que no tenías contemplados. Sin embargo, también es importante que sepas que no eres el único enfermo en el mundo. Tan solo en México vive con diabetes más de 10% de la población adulta. Demostrar tu enojo y frustración te permitirá continuar el camino a la siguiente etapa.

- *Negociación*. Las buenas conductas tienen recompensas. Haces una negociación (a menudo en silencio) con Dios, con el médico o contigo mismo; por ejemplo: "Me volveré vegetariano, bajaré 10 kilos de peso, saldré todas las mañanas a correr 10 kilómetros", y todo lo anterior con la finalidad de curarte o de obtener un control total de la diabetes. Al no poder cumplir con los términos de tu convenio y no obtener lo que solicitaste a cambio, pasas a la siguiente etapa.

- *Depresión*. La depresión es el enojo dirigido hacia dentro. Incluye sentimientos de desamparo, falta de esperanza, tristeza, decepción y soledad. Al estar deprimido te alejas de la gente y de tus actividades habituales, pierdes la capacidad para sentir placer y puede alterarse tu ciclo del sueño y de alimentación. La depresión aparece en esta etapa como un fenómeno normal y sano. Es una necesidad psicológica, un camino lento y tortuoso para llegar a aceptar la nueva realidad.

Debes recordar que hay infinidad de personajes que viven con diabetes y tienen una vida plena y completa, por ejemplo: Gary Hall, un atleta estadounidense doble campeón olímpico de natación en los 50 metros libres, quien a pesar de padecer diabetes tipo 1 alcanzó la gloria en su deporte. Esta etapa es normal y pasajera, pero si te estacionas en ella es indispensable que pidas ayuda a un médico o a ,un psicólogo.

- *Aceptación.* El duelo se resuelve cuando aceptas la realidad de la diabetes en tu vida, inicias la nueva forma de comer y de vivir, buscas información y ayuda para controlar la enfermedad, comprendes y superas los sentimientos que desató esta nueva condición y eres capaz de ver a la enfermedad no como si fuera una gran tragedia ni como algo sin importancia, si no, desde un punto de vista realista. Puedes experimentar alegrías y placeres otra vez y te das cuenta de la responsabilidad e importancia del autocuidado para el adecuado manejo de la diabetes y del equipo interdisciplinario. El duelo resuelto o la aceptación ocurre cuando integras la diabetes a la vida cotidiana, dejas de vivir en el pasado y puedes invertir la energía necesaria en el control de la enfermedad. En este momento puedes ayudar a superar su duelo a la gente que inicia con diabetes.

Duelo atípico, fallido o incompleto

En este tipo de duelo el proceso queda bloqueado y el dolor no se elabora adecuadamente. Las actitudes de rechazo y negación de la enfermedad, junto con los sentimientos no resueltos de enojo, miedo, ansiedad, culpa y depresión, pueden originar este bloqueo. Vas de una etapa a otra del duelo sin llegar a la aceptación. Te genera tensión emocional y puede desencadenar angustia, gastritis, constipación, insomnio, aumento de la presión arterial, etcétera.

Para resolver el duelo debes repasar cada una de sus etapas duelo y las de la disposición al cambio que se explican más adelante. De esta manera conocerás, reconocerás y superarás los sentimientos de estas etapas.

En este momento te pido que analices tu historia y tus reacciones desde que te dijeron que vives con diabetes. Ahora anota a continuación en qué etapa de duelo te encuentras.

Yo (tu nombre) _____ estoy en la etapa de _____ en mi duelo por mi diabetes.

Etapas de disposición y motivación al cambio (modelo transteórico de cambio de Prochaska/Diclemente)

Conocer en cuál etapa de disposición y motivación al cambio te encuentras te ayudará a evaluar tu estado de conciencia hacia el cambio. La secuencia no siempre lleva el mismo orden y es normal ir de una etapa a otra, pero es importante que vuelvas cada vez con más ímpetu hasta llegar al mantenimiento. Las siguientes son las etapas de motivación al cambio:

- *Precontemplación:* Ocurre cuando no cuidas tu diabetes y no tienes intención de empezar a hacerlo.
- *Contemplación:* No cuidas tu diabetes, pero ya piensas en cuidarla en algún momento futuro (por lo general dentro de los siguientes seis meses).
- *Preparación:* empiezas a cuidarte pero en forma irregular. Te informas sobre médicos, medicamentos y educadores en diabetes. Has hecho conciencia de las ventajas y desventajas del cuidado de tu diabetes.
- *Acción:* inicias tu cuidado formal y tienes objetivos de control a corto plazo.
- *Mantenimiento:* cumples más de seis meses de acciones continuas para el control glucémico y metabólico. Incluso que participes en pláticas grupales para ayudar a los que inician el camino del duelo.

Puedes encontrarte en diferentes etapas de motivación al cambio al mismo tiempo; por ejemplo, estar en *acción* para la realización de la actividad física y la alimentación, pero en *contemplación* para el automonitoreo de glucosa y en *precontemplación* para utilizar insulina.

Ahora puedes analizar en cuál etapa de cambio te encuentras en cada uno de los siete comportamientos del autocuidado y anotarla a continuación:

1. Alimentación adecuada

2. Ejercitarte con regularidad

3. Monitorear los niveles de glucosa

4. Toma o aplicación de medicamentos

5. Retos cotidianos

6. Evitar complicaciones

7. Actitud positiva

Existe una relación entre las etapas de duelo y las de disposición y motivación al cambio. Observa la tabla 3.

Tabla 3. Relación entre las etapas de duelo y de motivación al cambio.

Etapa de duelo	Etapa de motivación al cambio
Negación y enojo	Precontemplación
Negociación y depresión	Contemplación y preparación
Aceptación	Acción y mantenimiento

No me quites mi duelo.
El duelo es tan natural como
llorar cuando te lastimas,
dormir cuando estás cansado,
comer cuando tienes hambre o
estornudar cuando te pica la nariz.
Es la manera como la naturaleza sana un corazón roto.
Doug Mannig

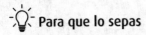 **Para que lo sepas**

Evalúa tu duelo

El duelo es una serie de reacciones que no pueden ser evaluadas por medio de algún aparato o estudio especial. Lo importante es que califiques tus actitudes hacia la enfermedad y el autocontrol, al tiempo que el profesional de la salud evalúa tu evolución clínica.

Lee cada una de las siguientes preguntas y palomea, en las líneas del lado derecho, la opción que más se ajuste a cómo te encuentras en la actualidad.

Tabla 4. Evalúa tu duelo

Actividades y mejorías clínicas a evaluar	Sí	No	Regular
¿Te interesas en informarte sobre tu enfermedad?			
¿Acudes con regularidad a tus citas con los profesionales de la salud?			
¿Estás cambiando tu forma de comer?			
¿Has iniciado un programa de actividad física?			
¿Manejas y practicas de forma correcta tu automonitoreo de glucosa?			
¿Tu actividad social, laboral y familiar transcurre con normalidad?			
¿Estás bajando de peso (en caso de necesitarlo)?			
¿Han mejorado tus niveles de glucosa y HbA1C?			

¿Han mejorado tus niveles de colesterol, triglicéridos, colesterol malo (LDL) y colesterol bueno (HDL)?			
¿Tu presión arterial ha mejorado?			

Sí = 1 punto
Regular = medio punto
No = 0

Si obtuviste entre:
- 8 y 10 puntos: ¡Felicidades! Mantente siempre motivado.
- 6 y 7.5 puntos: El camino te espera. ¿Qué conductas puedes mejorar?
- 0 y 5.5 puntos: Date tiempo. Analiza en cuál etapa de duelo te encuentras.

Si sabes que quieres, puedes
y debes superar tu pérdida,
sin duda encontrarás la forma de lograrlo.

Vence el miedo a sufrir diabetes y aprende a vivir con ella

Recuerdo como si fuera hoy el día en que Liliana vino por primera vez a mi consultorio. Era una mujer de 42 años, estatura baja, tenía una obesidad evidente, y el cabello color zanahoria, muy corto, que contrastaba con un gran fleco. Su expresión seria hacía sospechar que estaba muy molesta, pero con los primeros diálogos me di cuenta de que era una persona alegre y platicadora. Vestía de forma conservadora, pero sus zapatos eran del color de su cabello. Me dijo que vivía feliz con su marido y sus dos pequeños monstruos (así les dice a sus hijos). Trabaja como correctora de estilo en una conocida editorial. Como motivo de su visita me comentó lo siguiente:

—Vengo a verlo porque dicen que es usted un buen doctor. Hace como dos meses fui a ver al médico de mi suegra y de plano ya no regresé. No me gustó cómo me trató y además me dijo que soy diabética. ¿Eso es posible? No tengo ningún pariente con esa enfermedad; tampoco orino con frecuencia ni tengo mucha sed. Es más, hace como cuatro años fui a ver a otro doctor que me dijo lo mismo, pero también se equivocó. Yo me he sentido bien, sólo un poco cansada.

Procedí a verificar los estudios de laboratorio que Liliana había dejado sobre el escritorio. Eran tres sobres con resultados de tres diferentes laboratorios. Los primeros tenían la fecha de su visita al otro médico; los segundos eran de un mes atrás y los últimos eran del día anterior. Después de analizar los documentos de los sobres con interminables datos, levanté la cara, fijé mis ojos sobre su mal encarado gesto y le dije lo siguiente:

—Liliana, estos estudios son muy amplios y certeros. Nos indican sin duda alguna que usted es una persona que vive con diabetes. Para fortuna suya aún no hay datos de alguna complicación. Ahora tiene usted dos opciones; la primera es que puede seguir tomándose estudios de laboratorio cada mes y tratando de encontrar un médico que le diga lo que usted quiere oír, que no tiene diabetes. Mientras tanto, esta enfermedad invisible y silenciosa en sus inicios hará estragos en su organismo y adelantará las múltiples complicaciones que provoca cuando no está bajo control. La segunda opción es quitarse el miedo a sufrir diabetes y aprender a vivir con ella.

"Liliana, usted ha vivido todo este tiempo en la negación de esta realidad, lo cual es normal cuando se reciben este tipo de noticias, pero es importante que aprenda a vivir su duelo para que llegue lo antes posible a aceptar la diabetes como una compañera de vida. Así comprenderá que no es el fin del mundo, pero tampoco algo sin importancia. En ese momento emprenderá los cambios de vida y alimentación que se requieren para mantener en límites adecuados los niveles de glucosa y evitar con eso que las complicaciones por el mal control de la diabetes hagan su aparición y le roben su proyecto de vida."

Al despedirse de esa primera consulta me dijo con una expresión muy ruda:

—Me cayó usted peor que todos los médicos anteriores, pero dígame cuándo es mi próxima cita, porque en esta ocasión, como usted dijo, me quitaré el miedo a sufrir diabetes y me concentraré en aprender a vivir con ella.

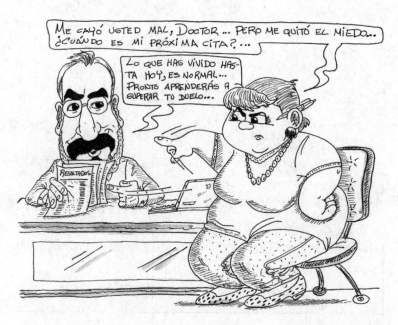

Debes conocer y enfrentar tus miedos
para superarlos.

Prevención
y complicaciones
de la diabetes

Como en todas las circunstancias de la vida, con la diabetes es más importante, fácil, económico y menos doloroso prevenir que tratar de remediar.

Para evitar sufrir las consecuencias de la diabetes es necesario que obtengas información sobre sus complicaciones y la manera de evitarlas. Esto te permitirá tomar las decisiones correctas, al tiempo que mejoras tus aptitudes y actitudes hacia la alimentación, la actividad física, la medicación y el automonitoreo.

Las complicaciones crónicas de la diabetes son aquéllas que pueden presentarse a mediano y largo plazo y son:

- Las complicaciones de las pequeñas arterias del organismo o microvasculares como la nefropatía que afecta a los riñones, la neuropatía que afecta a los nervios y la retinopatía que afecta a los ojos. Éstas son las que generan más gasto y mayor discapacidad.
- Las complicaciones de las grandes arterias del organismo o macrovasculares pueden afectar al corazón, al cerebro y a las arterias periféricas. Son la principal causa de muerte en personas con diabetes.

Voy a mencionar algunos datos sobre las complicaciones de la diabetes en Estados Unidos en 2012, no para producirte terror, sino para motivarte a mantener un buen control glucémico y metabólico, lo cual es la llave maestra para evitar o retrasar las complicaciones agudas y crónicas de la diabetes.

La diabetes en Estados Unidos:

- Afecta a 29.1 millones de personas, lo cual equivale a 9.3% de la población estadounidense.
- Las personas que conocen su diagnóstico son 21 millones, pero 8.1 millones lo ignoran.
- Entre los menores de 20 años, 208 mil han sido diagnosticados con diabetes tipo 1 o 2.
- Cada año se registran 1.7 millones de casos nuevos.

La prediabetes en Estados Unidos:

- Entre los mayores de 20 años, 37% tiene prediabetes. Esto equivale a 86 millones de estadounidenses en ese rango.

Complicaciones por diabetes en Estados Unidos:

- Es la causa principal de insuficiencia renal, amputaciones no traumáticas de las extremidades inferiores y casos nuevos de ceguera en adultos.
- Es una de las causas principales de enfermedad cardiaca y accidentes cerebrovasculares.
- La hipertensión arterial está presente en 71% de las personas diagnosticadas con diabetes.
- La diabetes es la séptima causa de muerte.

Diabetes gestacional en Estados Unidos:

- Entre 2 y 10% de los embarazos cursan con diabetes gestacional.
- En las mujeres con diabetes gestacional se detecta diabetes justo después del embarazo entre 5 y 10% de los casos, por lo regular es del tipo 2.[4]
- Entre 35 y 60% de las mujeres que tuvieron diabetes gestacional tienen probabilidades de presentar diabetes entre los 10 y 20 años siguientes.

En el mismo año, la diabetes en México:[5]

- Afecta a 6.4 millones de personas mayores de 19 años que conocen su diagnóstico. Esto equivale a 9.2% de la población mexicana.
- Se calcula que un número igual de personas vive con ella, pero no han sido diagnosticadas. Por eso se dice que en nuestro país más de 12 millones de personas viven con diabetes.
- Se registran más de 1 000 casos nuevos cada día; es decir, 400 mil al año.

---

[4] Centros para el Control y la Prevención de Enfermedades. *Informe nacional de estadísticas de la diabetes: Estimaciones sobre la diabetes y su carga en los Estados Unidos, 2014*, Atlanta, Departamento de Salud y Servicios Humanos de los Estados Unidos, 2014. [En línea], disponible en: <https://www.cdc.gov/diabetes/spanish/pdfs/informe nacionalestad%C3%ADsticasdiabetes2014.pdf> [consulta: 16 de febrero de 2017]

[5] Encuesta Nacional de Salud y Nutrición (Ensanut) 2012, [en línea], disponible en: <http://ensanut.insp.mx/informes/ENSANUT2012ResultadosNacionales.pdf> [consulta: 26 de septiembre de 2016].

Complicaciones por diabetes en México:[6]

- Es la causa principal de insuficiencia renal, amputaciones no traumáticas de las extremidades inferiores y casos nuevos de ceguera en adultos.
- Es una causa principal de enfermedad cardiaca y accidentes cerebrovasculares.
- La hipertensión arterial está presente en 47% de las personas con diabetes.
- Es la primera causa de muerte.
- Se relacionan con esta enfermedad 14 de cada 100 muertes, es decir, más de mil muertes al año. Se registran también, más de siete muertes cada hora por la diabetes.

Niveles de prevención

Existen tres niveles de prevención para la diabetes y para todas las enfermedades:

- Primaria: antes de que la diabetes se presente.
- Secundaria: cuando se diagnostica la diabetes.
- Terciaria: cuando ya existe riesgo de complicaciones.

Prevención primaria

Si aún no tienes la enfermedad, podrás disminuir en 58% el riesgo de que se desencadene en ti si mejoras tu estilo de vida, realizas alguna actividad física con regularidad, mejoras tu

[6] *Idem.*

alimentación, bajas de peso y lo mantienes. Es el momento de iniciar con la educación en diabetes.

Para mejorar tu manera de comer te recomiendo, en forma muy general lo siguiente:

- Evita el consumo de grasas saturadas como crema, nata, manteca, mantequilla, margarina, mayonesa, etcétera.
- Utiliza en cantidad moderada las grasas monosaturadas, como el aceite de olivo extra virgen.
- Evita el azúcar, la fructuosa y la miel.
- Aumenta el consumo de frutas y vegetales.
- Prefiere panes, galletas, barras y cereales integrales.
- Prefiere lácteos bajos o sin grasa.
- Come siempre tres veces al día, a tus horas y despacio.
- Limita el consumo de bebidas alcohólicas.
- No comas mientras ves la televisión o al mismo tiempo que utilizas la computadora.
- Prefiere los alimentos hechos por la naturaleza a los hechos por el ser humano.
- Aunque sea algún alimento sano en apariencia, no debes comerlo en exceso.

Si sigues estas recomendaciones te alimentarás en forma adecuada y podrás bajar de peso poco a poco.

Para activar tu vida te recomiendo lo siguiente:

- Elige la actividad aeróbica que más te guste: caminar, nadar, andar en bicicleta, trotar, bailar, etcétera.
- Inicia su práctica poco a poco.

- Realízala de tres a siete días por semana.
- La duración de la actividad tiene que ser de entre 30 y 60 minutos (puedes iniciar con cinco minutos y aumentar el tiempo de acuerdo a cómo te sientas).
- Inicia y termina tu actividad aeróbica con cinco minutos de calentamiento y cinco de enfriamiento.

Prevención secundaria

Si ya se te hizo un diagnóstico de diabetes, tienes que evitar o retrasar la aparición de sus complicaciones macro y micro-vasculares.

Para lograr lo anterior, debes continuar con las recomendaciones de la prevención primaria, por ejemplo:

- Mejorar tu estilo de vida.
- Realizar alguna actividad física con regularidad y constancia.
- Alimentarte de manera adecuada.
- Mantener el peso adecuado.
- Utilizar hilo dental todas las noches.
- No fumar.
- Consumir los medicamentos que te ordene tu médico.
- Aprender a monitorear tus niveles de glucosa.

Si logras:

- Mantener el colesterol, los triglicéridos, el colesterol malo (LDL) y el colesterol bueno (HDL) en los límites adecuados, disminuirás el riesgo cardiovascular (infarto) de 20 a 50 por ciento.

- Mantener tu presión arterial normal, disminuirás los riesgos microvasculares (complicaciones en los ojos, riñones y nervios) de 30 a 70 por ciento.
- Disminuir 1% la HbA1c, reducirás el riesgo de sufrir complicaciones microvasculares en 40 por ciento.
- Detectar y atender a tiempo las enfermedades diabéticas de los ojos, evitarás la ceguera entre 50 y 60 por ciento.
- Cuidar de forma adecuada tus pies, disminuirás el riesgo de amputaciones en 45 a 85 por ciento.

En seguida se encuentran los parámetros clínicos para evitar complicaciones y establecer tus objetivos de control. El asterisco (*) corresponde a datos de la Asociación Estadounidense de Endocrinólogos Clínicos (AACE, por sus siglas en inglés); y el doble asterisco (**) a la Asociación Estadounidense de Diabetes (ADA, por sus siglas en inglés) .

- Glucosa antes de los alimentos: de 80 a 110 mg/dl* o menor a 130 mg/dl**.
- Glucosa dos horas despues de comenzar a comer: menor a 140 mg/dl* o menor a 180 mg/dl**.
- Hemoglobina glucosilada A1c: menor a 6.5%* o menor a 7 por ciento**.
- LDL: menor a 100 mg/dl.
- HDL: mayor a 40 mg/dl en hombres y mayor a 50 mg/dl en mujeres.
- Colesterol: menor a 200 mg/dl.
- Triglicéridos: menor a 150 mg/dl.
- Glucosa en orina (glucosuria), proteínas en orina (proteinuria) y cetonas en orina (cetonuria): negativos.
- Presión arterial: igual o menor a 130/80 mm/Hg.

Prevención terciaria

Si ya tienes alguna complicación por la diabetes debes continuar con todas las indicaciones recomendadas en la prevención primaria y secundaria, además de mantener los parámetros clínicos expuestos anteriormente.

Debes continuar tu aprendizaje sobre diabetes y seguir las indicaciones especiales de tu médico o tu educador en diabetes para evitar que esa complicación se agrave o que aparezcan otras. Es necesario que atiendas las siguientes recomendaciones:

- Visita al oftalmólogo.
- Busca proteínas en el examen general de orina y albúmina en orina de 24 horas y, en caso necesario, visita al nefrólogo.
- Aprende a reconocer los datos de alerta de la neuropatía diabética y examina y cuida tus pies todos los días. En caso necesario, visita al podólogo y/o al angiólogo para revisión.
- Vacúnate contra influenza y neumococo.
- Recibe vigilancia del grupo interdisciplinario.
- Continua con la educación en diabetes.

Un dato muy interesante para tener en cuenta es que la hiperglucemia es la elevación de los niveles de glucosa en sangre por arriba de lo normal. De tres a siete años antes de que se diagnostique la diabetes tipo 2 ya existen elevaciones de glucosa o hiperglucemias después de consumir los alimentos o posprandiales. Desde entonces inician las complicaciones cardiovasculares; por tanto, es de vital importancia no esperar a que la diabetes haga su aparición para comenar a mejorar tu estilo de vida.

La hiperglucemia posprandial existe cuando dos horas después de iniciado algún alimento los niveles de glucosa son de 140 mg/dl, pero menores a 200 mg/dl. Es cuando existe la intolerancia a la glucosa o prediabetes.

A continuación, te presento mis conceptos sobre vivir con diabetes:

- No debe ser un obstáculo para gozar los placeres que la vida te ofrece.
- Te brinda la oportunidad de conocer tus límites.
- Da orden a tu vida.
- Te da la oportunidad de enseñarle a tu cuerpo quién manda.
- Es el pretexto que necesitabas para activar tu vida.
- Evita que comas en exceso o que te malpases.
- Te permite comer algo extraordinario en un momento extraordinario.
- Implica comer con calidad, no por cantidad.
- Te enseña a disfrutar cada momento de la vida.
- Es aprender a decir "no, gracias" al tiempo que dices "gracias a Dios".

Es más importante, fácil y económico
y mucho menos doloroso prevenir
que tratar de remediar las complicaciones
de la diabetes.

Neuropatía diabética y sexualidad

La neuropatía diabética es la alteración en los nervios periféricos (los nervios que están fuera del cerebro y de la médula espinal), secundaria a los niveles altos de glucosa. Puede afectar a cualquiera de los nervios del organismo. La polineuropatía distal simétrica es la forma más común de neuropatía diabética. Sus características son:

- Es simétrica (ambos lados del cuerpo).
- Afecta los pies y las piernas (es menos frecuente en las manos).
- Puede producir adormecimiento, piquetes, cosquilleo, dolor en los pies o en los dedos de los pies, dolor al caminar o un dolor ardoroso al roce de las sábanas.
- También puedes perder la capacidad para sentir dolor o vibraciones.

Existen tres tipos de nervios periféricos:

- *Los nervios motores* transmiten señales desde el cerebro hasta los músculos para permitir movimientos como escribir, caminar, etcétera.

- *Los nervios sensoriales* llevan mensajes de la piel (y el interior del cuerpo) hacia el cerebro para percibir movimientos, texturas, calor, frío o dolor.
- *Los nervios autónomos* no se controlan a nivel consciente y trabajan en automático; por ejemplo, el ritmo cardíaco y respiratorio, la presión arterial, la sudoración, la función intestinal y urinaria y la respuesta sexual.

Los síntomas de la neuropatía se producen cuando se pierden fibras nerviosas o su cubierta llamada mielina, la cual tiene una función semejante a la de la cinta de aislar de los cables eléctricos.

Si son afectadas las fibras motoras, es posible que haya debilidad muscular. En cambio, si se dañan las fibras sensoriales, puede haber pérdida de sensibilidad o dolor, lo cual genera calambres musculares, adormecimiento, hormigueo, dolor o sensación de piquetes en el cuerpo. Y, finalmente, si se lastiman las fibras autónomas, pueden verse alteradas las funciones automáticas y provocar a su vez mareo o vómitos, descontrol de la vejiga, diarrea o constipación (estreñimiento), cambios en la capacidad y respuesta sexual, entre muchos otros síntomas.

La neuropatía autonómica, causal de las disfunciones sexuales, afecta a los nervios autónomos que controlan la vejiga, el tracto intestinal, el corazón, las arterias y los genitales. Son frecuentes las alteraciones como retención urinaria, diarreas y constipación.

En el hombre puede causar disfunción eréctil (impotencia) cuando afecta los nervios que controlan la erección producida por la excitación sexual, aunque el deseo sexual no suele disminuir.

En la mujer se reduce la lubricación vaginal, lo cual provoca relaciones sexuales molestas o dolorosas y esto disminuye el deseo sexual.

Tratamiento para la neuropatía diabética

El tratamiento para la neuropatía diabética incluye los siguientes puntos:

- Controlar los síntomas, que son muchos y muy variados.
- Mantener la glucosa en sangre en niveles adecuados.
- Evitar el consumo de alcohol.
- No fumar.
- Alcanzar y mantener un peso adecuado.
- Seguir un programa de actividad física regular.
- Evitar otras complicaciones, como deshidratación por diarrea, sub obstrucción intestinal por constipación, amputaciones, infecciones urinarias, dolor y discapacidad y sufrimiento personal, familiar y social.

Sexualidad y diabetes

De acuerdo con la Organización Mundial de la Salud (OMS) la sexualidad es un aspecto central del ser humano que está presente a lo largo de su vida. Abarca la identidad, la función y la orientación sexual, el erotismo, el placer, la intimidad y la reproducción. Se vive y se expresa a través de pensamientos, fantasías, deseos, creencias, actitudes, valores, conductas, prácticas, roles y relaciones interpersonales. Está influida por la interacción de factores biológicos, psicológicos, sociales, económicos, políticos, culturales, éticos, legales, históricos, religiosos y espirituales. Es el conjunto de fenómenos emocionales y de conducta que se relacionan con el sexo que marcan de manera decisiva al ser humano en todas las fases de su desarrollo.

La sexualidad se compone de cuatro características que interactúan entre sí:

1. *El erotismo.* Es la capacidad de sentir placer a través de la respuesta sexual, del deseo sexual, de la excitación sexual y del orgasmo.
2. *La vinculación afectiva.* Es la capacidad de desarrollar y establecer relaciones interpersonales significativas, de amar y enamorarse.
3. *La reproducción.* Es la capacidad de tener hijos y criarlos; incluye los sentimientos y las actitudes de maternidad y paternidad.
4. *El sexo.* Es la pertenencia e identidad femenina o masculina. Incluye todas las construcciones mentales y conductuales de ser hombre o mujer. La libido es el deseo sexual y el orgasmo es el clímax del placer sexual.

Las alteraciones en la sexualidad de las personas con diabetes se desencadenan por una combinación de tres factores: el daño de los nervios secundarios a las alteraciones micro y macrovasculares de la diabetes; es decir, la neuropatía diabética, los aspectos emocionales y la edad.

De estos tres factores solamente la edad no es modificable. La neuropatía diabética y los factores emocionales sí son modificables; por tanto, la mejoría en el desempeño de la sexualidad es muy posible y deseable.

Disfunción sexual

La sexualidad es en general un tema difícil de tratar para los pacientes y también para los profesionales de la salud. Existe una relación entre calidad de vida y vida sexual satisfactoria, incluso se asocia con una mayor longevidad.

Para que la respuesta sexual se desarrolle de manera adecuada tanto en la mujer como en el hombre, es necesaria la adecuada irrigación sanguínea y la integridad de los nervios de las zonas genitales. Cualquier enfermedad que afecte a estos vasos sanguíneos o a las fibras nerviosas puede afectar las respuestas automáticas relacionadas con la sexualidad.

La diabetes, la hipertensión, la obesidad y la depresión pueden provocar alteraciones en la sexualidad por sí solas y por los medicamentos que el paciente debe tomar para controlarlos. Dentro de los primeros 10 años a partir de su diagnóstico, la diabetes tipo 1 y 2 puede producir disfunción sexual en alrededor de la mitad de las personas que no han tenido un control adecuado de su enfermedad. La disfunción sexual afecta dos veces más a las personas con diabetes que a quienes no padecen esta condición de vida.

Disfunción sexual en el hombre
La disfunción eréctil es la incapacidad para lograr o mantener la erección del pene, para que sea lo bastante firme para tener una relación sexual. Es posible que no pueda lograr una erección en absoluto o que la pierda durante el coito. Si esta

condición persiste en 25% de los intentos recibe el nombre de disfunción eréctil.

Los problemas de erección son comunes en los hombres adultos. De hecho, casi todos los hombres experimentan una dificultad ocasional para lograr o mantener una erección. En muchos casos es una condición temporal que desaparece en forma espontánea. En otros casos puede tratarse de un problema progresivo que daña la autoestima del paciente y afecta su relación de pareja y, por tanto, requiere tratamiento. Tener erecciones nocturnas espontáneas puede orientarnos a pensar que el problema es emocional. En la mayoría de los hombres las dificultades de erección no afectan el deseo sexual.

Una erección requiere la interacción del cerebro, los nervios, las hormonas y los vasos sanguíneos. Cualquier cosa que interfiera con el proceso normal puede convertirse en un problema. Entre las causas comunes de la disfunción sexual masculina están:

- *Edad.* Los problemas con la erección tienden a ser más comunes a medida que un hombre envejece, pero pueden afectar a un individuo de cualquier edad y en cualquier momento de la vida. Las causas físicas son más comunes en los hombres de mayor edad, mientras que las psicológicas son más frecuentes entre los más jóvenes.
- *Enfermedades.* Diabetes, hipertensión, afecciones cardiacas y de la tiroides, mala circulación, nivel bajo de testosterona, depresión, lesión de la médula espinal, daño a nervios (por ejemplo, por una cirugía abdominal o de próstata) o trastornos neurológicos (como esclerosis múltiple o enfermedad de Parkinson).
- *Consumo de sustancias.* Alcohol, cocaína o tabaco.

- *Mala comunicación con la pareja.* Estrés, miedo a fallar, ansiedad o enojo.
- *Algunos medicamentos.* Comenta con tu médico si alguno de los medicamentos que tomas puede afectarte. Puedes preguntar los efectos secundarios de sustancias como betabloqueadores que ayudan a regular la presión arterial, digitales que regulan la frecuencia del corazón, algunos antidepresivos, diuréticos y hormonas, etcétera. No menciono ningún nombre de alguna marca comercial ya que siempre debes consultar a tu médico. Nunca suspendas ningún medicamento sin la orden precisa de tu médico.

Lo que debes hacer para mejorar tu desempeño es mejorar tu estilo de vida, reducir (o de preferencia eliminar) el tabaco, el alcohol y las drogas, descansar y concederte tiempo para relajarte, hacer ejercicio y comer de manera saludable para mantener una buena circulación sanguínea, practicar el sexo seguro para reducir el temor a contraer enfermedades de transmisión sexual y hablar con honestidad con tu pareja sobre el sexo y la relación.

Si lo anterior no es suficiente, acude a tu profesional de la salud. A continuación te presento un cuestionario cuyas respuestas deberás comentar con él:

- ¿Sufres de diabetes o hipertensión arterial?
- ¿Has sido capaz de alcanzar y mantener erecciones anteriormente?
- ¿Dónde radica la dificultad, en lograr las erecciones o en mantenerlas?
- ¿Tienes erecciones mientras duermes?

- ¿Desde hace cuándo se presentan las dificultades con la erección?
- ¿Qué medicamentos estás tomando?
- ¿Fumas? ¿Cuántos cigarros al día?
- ¿Consumes alcohol? ¿Cuántas copas por semana?
- ¿Tuviste una cirugía reciente?
- ¿Tuviste alguna vez una cirugía o cualquier otro tratamiento vascular?
- ¿Estás deprimido?
- ¿Tienes algún tipo de temor o preocupación?
- ¿Sufres mucho estrés?
- ¿Ha disminuido tu nivel de energía?
- ¿Duermes bien todas las noches?
- ¿La actividad sexual te produce temor debido a problemas físicos?
- ¿Hubo cambios recientes en tu vida?
- ¿Qué otro tipo de síntomas experimentas?
- ¿Has notado cambios en las sensaciones del pene?
- ¿Tienes problemas para orinar?

Disfunción sexual en la mujer

Todos hablan de la disfunción eréctil del varón, pero la disfunción sexual de la mujer es una más de las silenciosas y pesadas cargas que debe llevar a cuestas sin siquiera mencionarlas y por el simple hecho de ser mujer. Eso debe cambiar.

Las cuatro fases de la sexualidad femenina son:

1. *Deseo (libido).* Es el interés por el sexo, la frecuencia con que se siente ganas de tener relaciones sexuales (no la frecuencia con que las tiene). El deseo desencadena las

demás fases; en otras palabras, si no hay deseo será difícil concretar en forma adecuada una relación sexual.

2. *Excitación.* Las primeras sensaciones de placer físico son el comienzo de esta fase. Se produce la expansión y la lubricación de la vagina.

3. *Orgasmo.* El nivel de excitación aumenta hasta llegar al clímax total.

4. *Culminación.* Después del orgasmo todo vuelve a la normalidad, pero con las sensaciones de satisfacción y relajación.

La mujer con diabetes puede sufrir las siguientes alteraciones en su sexualidad:

- Disminución de la libido (el deseo).
- Reducción de la lubricación vaginal.
- Molestias o dolor que dificultan el orgasmo.
- La no aceptación del envejecimiento y de la disminución de su atractivo.
- Sensación de haber perdido su atractivo y su capacidad de seducción.
- El cansancio agudiza más el proceso.
- Infecciones vaginales (con mal olor, picor, sensación de suciedad).
- El temor al embarazo por sus consecuencias en ella y el producto.
- Vaginismo, es decir, la existencia de contracciones vaginales dolorosas, debidas a la falta de lubricación.
- Hipoglucemia, es decir, bajo nivel de glucosa en sangre. Muchas mujeres se preocupan ante la posibilidad de una

hipoglucemia durante las relaciones sexuales, pues temen a la reacción de su pareja, y también ante la posibilidad de confundir los síntomas de la hipoglucemia con las manifestaciones de la excitación.

Los siguientes consejos pueden ayudar a las mujeres a sentirse mejor frente a una disfunción sexual:

- La buena higiene.
- El preludio y la estimulación erótica adecuadas ayudan a garantizar la lubricación suficiente de la vagina.
- El uso de lubricantes hidrosolubles.
- La práctica de sexo seguro puede ser útil para prevenir las enfermedades de transmisión sexual y el miedo al embarazo.

Las siguientes recomendaciones pueden ayudar a los hombres a funcionar mejor:

- Mantén la glucosa y la presión arterial en los niveles adecuados.
- Mantén bajo control los parámetros de colesterol, triglicéridos y electrolitos.
- Toma los medicamentos que te indique tu médico.
- Revisa con tu médico si los medicamentos para la presión arterial o la depresión que tomas influyen en la disfunción sexual.
- Deja de fumar.
- Disminuye el consumo de bebidas alcohólicas.
- Practica con regularidad alguna actividad física.

Los siguientes consejos son útiles al momento de amar:

- Prepara el momento y el lugar adecuados.
- Evita las prisas y el teléfono.
- No consumas alcohol.
- Recuerda que amar significa olvidar resentimientos.

Diferencias entre el hombre y la mujer durante una relación sexual

Existen cinco etapas en la relación sexual en el humano: excitación, penetración, movimientos rítmicos, eyaculación u orgasmo y relajación.

Es importante saber que el periodo de excitación en el hombre es muy rápido. Un adulto joven puede estar listo para la penetración en unos cuantos segundos, mientras que en la mujer puede tardar de 10 a 20 minutos.

Un error muy frecuente es que el hombre desesperado o falto de experiencia penetra pronto a la mujer, cuando ella todavía no está lista, y puede causarle dolor. Cuando el hombre ya eyaculó, la mujer apenas está a medio camino en su excitación, lo cual le genera frustración. El hombre debe cargarse de paciencia y alargar lo más que pueda el cortejo amoroso de las caricias sin penetración para que su pareja esté en igualdad de condiciones para llegar a la plenitud de la relación. Esto evitará un sinfín de insatisfacciones y problemas en la pareja.

Conclusión

El estrés del diagnóstico de la diabetes y los sentimientos de inseguridad y de incapacidad para realizar de forma correcta todos los cambios en su estilo de vida y alimentación a que le obliga la enfermedad (medicamentos, ejercicio, monitoreo, autocuidado, etcétera) puede crear sentimientos de rabia, depresión, ansiedad y angustia en el paciente con diabetes, lo cual altera su relación con las personas que lo rodean.

La sexualidad va más allá del acto sexual. Cómo vive la persona su diabetes y cómo adapta la enfermedad a su vida afectan el desarrollo de su sexualidad de forma por demás importante.

Cuando uno de los integrantes de la pareja tiene diabetes y ambos comparten la alimentación y la actividad física adecuadas, es fácil hacer del bien comer y del bien vivir un acto familiar. Así se logra un buen control de la enfermedad y alejar sus complicaciones.

La persona que vive con diabetes debe estar convencida de que puede tener y merece tener una vida sexual plena.

No basta con que me ames, dímelo y házmelo sentir.

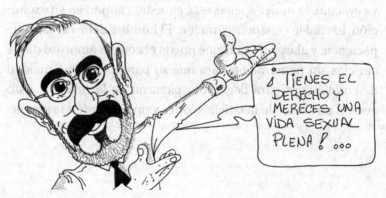

¿ TIENES EL DERECHO Y MERECES UNA VIDA SEXUAL PLENA ! ...

Nefropatía diabética y función de los riñones

Los riñones corren un riesgo muy alto de ser víctimas de la diabetes, a menos que el enfermo implemente mejores hábitos de vida y alimentación que lo lleven a tener un buen control glucémico y metabólico; con esto evitará que los riñones y el cuerpo entero paguen las consecuencias por su descuido.

¿Cómo es y para qué sirve el sistema urinario?

El sistema urinario se compone de dos riñones, dos uréteres, una vejiga y una uretra.

Los riñones son órganos tubulares que recuerdan la forma de un frijol y en un adulto miden 12 centímetros de largo, siete de ancho y cuatro de espesor. Pesan aproximadamente 130 gramos. Están situados en la parte posterior y superior de la cavidad abdominal, al lado de la columna vertebral y por detrás de la cavidad peritoneal.

Los riñones son órganos excretores y reguladores, y sus funciones son:

- Formar orina.
- Eliminar productos metabólicos de desecho.
- Desechar y reabsorber agua y sales minerales.
- Eliminar glucosa cuando sus niveles en sangre son de 180 mg/dl o mayores (glucosuria).
- Regular el pH (grado de acidez o alcalinidad) sanguíneo y corporal.
- Ayudar a regular la presión arterial.
- Producir eritropoyetina, una hormona necesaria para la formación de eritrocitos (glóbulos rojos).

Su tarea es limpiar la sangre y eliminar las sustancias de desecho y los líquidos que el cuerpo ya no necesita por medio de la orina. Sus filtros se llaman glomérulos y son una enorme red de capilares sanguíneos en forma de embudo, donde se lleva a cabo la absorción y reabsorción de la sangre y sus contenidos.

Los glomérulos filtran partículas pequeñas, como la urea, la creatinina y el ácido úrico, y las desechan por la orina, sin embargo, no deben filtrar partículas grandes como las proteínas. El nombre de este proceso es filtrado glomerular. Por lo regular filtran 125 mililitros de sangre por minuto, lo cual equivale a 180 litros por día. De estos 180 litros de sangre filtrados cada día, sólo 1% es eliminado del cuerpo en forma de orina; es decir, alrededor de 1.8 litros. El resto, 99%, se reabsorbe para circular de nuevo por la sangre.

Los uréteres son tubos de aproximadamente 28 centímetros de largo y cinco milímetros de diámetro. Su función es conducir la orina desde el riñón hasta la vejiga.

La vejiga es un saco muscular que se encuentra al frente de la parte inferior de la cavidad abdominal, detrás del pubis.

La capacidad de la vejiga es de poco más de 200 mililitros, sin embargo, puede aumentar considerablemente debido a la elasticidad de sus fibras musculares. Su función es ser un recipiente que acumula la orina que llega por los uréteres hasta que sucede la micción.

La uretra es el conducto que comunica a la vejiga con el exterior. Es un tubo que se origina en el piso de la vejiga y su longitud varía de cuatro centímetros en la mujer hasta 16 centímetros en el hombre. Su función es conducir la orina desde la vejiga hasta el exterior del cuerpo.

¿Qué es la nefropatía diabética?[*]

Nefropatía es el nombre de cualquier enfermedad de los riñones; por tanto, nefropatía diabética es la alteración en la estructura y la función de los riñones como complicación crónica de este padecimiento.

La enfermedad de los riñones en el paciente con diabetes es una constante que se instala de forma lenta y muy variable de un individuo a otro. La diabetes afecta de manera casi imperceptible a los riñones, los cuales dejan de limpiar en forma adecuada los materiales de desecho y de eliminar las sustancias que el cuerpo ya no necesita; además, poco a poco disminuye su capacidad para restituir las proteínas a la sangre y las desechan por la orina. Mientras mayor sea el daño de los riñones, mayor será la cantidad de proteínas eliminadas por la orina.

[*] Al final del libro se presenta un glosario con los términos más comunes utilizados para hablar sobre nefropatía diabética.

Algunos datos sobre nefropatía diabética en Estados Unidos (2011)

- La diabetes es la causa principal de la insuficiencia renal y fue responsable de 44% de los casos nuevos.
- Empezaron tratamiento para la enfermedad renal terminal 49 mil 677 pacientes con diabetes.
- Un total de 228 mil 924 personas con enfermedad renal terminal debido a la diabetes recibían diálisis o habían recibido un trasplante de riñón.[7]
- La microalbuminuria predice el deterioro funcional del riñón.
- La microalbuminuria tiene una relación muy estrecha con el riesgo de cardiopatía.
- Existe una relación íntima entre retinopatía y nefropatía.
- El riesgo de muerte por causa cardiovascular es 1.6 a 2.7 veces mayor en pacientes con diabetes tipo 2 con microalbuminuria.
- Los enfermos de diabetes y diálisis tienen 100% nefropatía, 90% cardiopatía coronaria, 70% enfermedad cerebrovascular y 60% neuropatía.

Los factores que influyen en la falla renal en pacientes con diabetes son:

- *El tiempo de evolución:* a más años con la enfermedad, mayor riesgo de sufrir nefropatía diabética.

---

[7] Centros para el Control y la Prevención de Enfermedades. *Informe Nacional de Estadísticas de la Diabetes: Estimaciones sobre la diabetes...*, op. cit.

- *La hiperglucemia.* Es un factor muy importante para el desarrollo de la falla renal. Al diagnosticar la enfermedad es muy importante lograr su control lo más pronto posible para retrasar o evitar su silenciosa evolución.
- *La hipertensión arterial.* Es el acelerador más importante para la nefropatía diabética, ya que el aumento de la presión arterial aumenta a su vez la carga glomerular y apresura el daño. Casi 100% de los pacientes diabéticos que tienen nefropatía etapa 4 son hipertensos, aunque aquéllos con presión arterial normal tienen poco riesgo de desarrollar nefropatía. Se recomienda una presión arterial de 120/80 mm/Hg para evitar el desarrollo de la nefropatía. Si ya existe, la presión arterial recomendable es 120/75 mm/Hg.
- *Los niveles altos de hemoglobina glucosilada (HbA1c).* Se han relacionado con una rápida evolución de la falla renal por ser una referencia de hiperglucemia.
- *El tabaquismo.* Acelera el desencadenamiento y la evolución de las complicaciones microvasculares.
- *Las dislipidemias, alteraciones del colesterol, triglicéridos, colesterol malo (LDL) y/o colesterol bueno (HDL).* Aceleran la ateroesclerosis en la diabetes, lo cual produce isquemia renal y hace más rápida su evolución.
- *La obesidad.* Dificulta el control de la diabetes, de la dislipidemia y de la tensión arterial. Acelera la evolución de la falla renal en el paciente que vive con esta enfermedad.
- *La genética.* Es un factor importante tanto en la presentación como en la evolución de la falla renal en los enfermos con diabetes. La genética y el tiempo de evolución de la diabetes son los únicos factores no modificables en la evolución de la enfermedad.

Existen varias clasificaciones sobre la evolución de la falla de los riñones. Resumiré las características de cada una, de manera sencilla, a continuación:

Etapa 1

- Aumento en la filtración glomerular.
- Este cambio inicial es silencioso y es causado por la hiperglucemia.
- Al aumentar hasta en 140% el volumen de sangre filtrada por el riñón, también aumenta la cantidad de orina formada y eliminada, lo que causa poliuria.
- Muchos enfermos con diabetes se quedan en esta etapa o pueden progresar años después a la etapa 2.

Etapa 2

- Existen lesiones glomerulares tempranas.
- Ocurre engrosamiento de la membrana del glomérulo y aumento de su tamaño.
- Hay presencia intermitente de microalbuminuria.
- Los pacientes pueden permanecer en esta etapa si hay un buen control de las glucemias y de la tensión arterial.

Etapa 3

- Es una nefropatía franca.
- La microalbuminuria es constante.
- Cuando se detecta microalbuminuria pueden pasar de cinco a 15 años para que, entre 50 y 80%, de los pacientes con diabetes tipo 1 y, entre 20 y 40%, de las personas que

viven con diabetes tipo 2 desarrollen proteinuria o nefropatía clínica.

Etapa 4

- Es una nefropatía clínica.
- La eliminación de albúmina aumenta hasta convertirse
  en proteinuria.
- Casi siempre se eleva la tensión arterial y se incrementan
  la urea y la creatinina.
- Si no se instala un tratamiento adecuado para proteger a
  los riñones, evoluciona a insuficiencia renal terminal.
- El filtrado glomerular disminuye a 75 ml por minuto.

Etapa 5

- Existe insuficiencia renal terminal.
- El filtrado glomerular disminuye a 10 ml por minuto.
- Existen síntomas y signos por el aumento en sangre de
  urea, creatinina, ácido úrico y potasio. Hay retención im-
  portante de líquidos (edema) e hipertensión arterial.
- Son necesarias las diálisis peritoneales o hemodiálisis.

Estas etapas pueden sucederse una a la otra si no se to-
man las medidas adecuadas de control.

Diagnóstico

Es importante detectar la falla renal lo más pronto posible
para instalar las medidas necesarias para detener o retrasar lo
más posible el deterioro de los riñones.

El médico tiene que valorar como mínimo los siguientes parámetros:

- La presión arterial en cada visita.
- Examen general de orina: urea, nitrógeno ureico, ácido úrico y creatinina.
- Los niveles de glucosa en sangre. El paciente debe monitorear su glucosa con la frecuencia indicada por su médico o su educador en diabetes para asegurarse de tener los niveles bajo control.
- La tasa de filtrado glomerular, que le permitirá hacer una evaluación de la función de los riñones y la evolución de la falla renal.
- La microalbuminuria, que ocurre cuando en un estudio de orina de 24 horas hay entre 30 y 299 mg/dl de albúmina. Este estudio debe realizarse cuando existen proteínas en el examen general de orina. La proteinuria es cuando en el estudio de orina de 24 horas hay 300 mg/dl o más de albúmina (proteínas).

Cuando existe microalbuminuria es indispensable realizar periódicamente las siguientes pruebas, es decir, cada seis meses:

- Toma de la presión arterial.
- Examen general de orina.
- Búsqueda de albúmina en orina de 24 horas.
- Urocultivo.
- Urea, nitrógeno ureico, ácido úrico, creatinina y depuración de creatinina.
- Electrolitos séricos (sodio, cloro y potasio).

La microalbuminuria puede incrementarse o ser transitoria por factores como la actividad física intensa, infecciones, tumoraciones y litiasis de vías urinarias, hiperglucemia, consumo de antiinflamatorios y antibióticos, menstruación o cuadros febriles.

Tratamiento

Es de vital importancia implementar las medidas terapéuticas farmacológicas y no farmacológicas necesarias en el momento adecuado para detener o evitar la progresión de la falla de los riñones, la cual puede llegar a insuficiencia renal terminal. Se debe tener un control estricto de:

- Los niveles de glucosa. En ayuno se debe tener menos de 110 mg/dl y después de dos horas de iniciados los alimentos debe ser de menos de 140 mg/dl.
- La presión arterial. Debe ser de 120/80 mm/Hg o de 120/75 mm/Hg cuando existe albuminuria.
- La ingesta de proteínas debe ser inferior a 0.8 gramos por kilogramo de peso del paciente. Se debe limitar el consumo alimentos ricos en proteínas, como carne, pollo, pescado, mariscos, lácteos, huevos y leguminosas.
- La ingesta de sal y alimentos salados. Deben limitarse alimentos como agua mineral, salsa de soya, mariscos, alimentos enlatados y ahumados, jugos de jitomate y vegetales empaquetados, quesos, carnes frías, etcétera.
- Los medicamentos indicados por el médico.
- No fumar.
- Mantener el peso adecuado.
- Tener la HbA1c igual o menor a 6.5 por ciento.

Cuando existe falla renal terminal es necesaria la diálisis peritoneal o la hemodiálisis para sustituir la función perdida de los riñones. El trasplante renal también es viable en esta etapa.

Es importante saber que cuando existe insuficiencia renal los medicamentos que se eliminan por riñón tardan más tiempo en desecharse, como es el caso de las sulfonilureas y la insulina. Al mantenerse más tiempo en circulación se prolonga su tiempo de acción y pueden producir hipoglucemia.

La prevención es la mejor medicina

Prevención primaria
(antes de que se presente la diabetes)

El riesgo de que la diabetes se presente disminuye 58% y se evitan sus complicaciones si se logran los siguientes puntos:

- Mejorar el estilo de vida.
- Realizar actividad física con regularidad.
- Mejorar la alimentación, bajar de peso y mantenerlo.

Prevención secundaria
(cuando el médico diagnostica la diabetes)

La enfermedad de los riñones en los pacientes con diabetes no tiene síntomas y el paciente se da cuenta de que tiene un problema cuando ya está muy avanzado. Por eso es muy importante iniciar el control de la enfermedad tan pronto se diagnostica.

Debes pedir a tu médico que te dé las órdenes para realizar las siguientes pruebas:

- Un estudio de sangre que contenga urea, nitrógeno ureico, ácido úrico y creatinina. Si los riñones no funcionan bien, los niveles se elevan.
- Un examen general de orina para buscar albúmina (proteínas). Un riñón que empieza a fallar la elimina en exceso.
- Toma de presión arterial.

También debes preguntarle sobre el beneficio de utilizar medicamentos inhibidores de la enzima convertidora de la angiotensina (ECA) o antagonistas de los receptores de la angiotensina 2. Éstos son sustancias que apoyan en el control de la hipertensión arterial y que pueden ayudar a evitar la presentación o la progresión de la enfermedad renal en los pacientes con diabetes.

Considera las siguientes indicaciones para mantener bajo control la diabetes, el peso y la tensión arterial, que son los pilares fundamentales para evitar complicaciones:

- Controlar la alimentación.
- Mantener el peso adecuado.
- Practicar alguna actividad física todos los días.
- Tomar los medicamentos ordenados por el médico.
- No fumar.
- Estar al pendiente de alguna infección de vías urinarias.
- En vez de preocuparte por la enfermedad, ocúpate de ella.
- No tiene que haber presencia de glucosa en orina (glucosuria), proteínas en orina (proteinuria) y cetonas en orina (cetonuria).

- Niveles de glucosa, colesterol y presión arterial dentro de los niveles adecuados.

Prevención terciaria
(cuando ya existe microalbuminuria)

Debes tratar de mantener los parámetros clínicos recomendados en la prevención secundaria, lo cual retrasará en forma notable la evolución de la falla de los riñones. Además, cada tres a seis meses debes realizarte un examen general de orina en busca de proteínas y valorar con tu médico el estudio de búsqueda de albúmina en orina de 24 horas igualmente, no olvides visitar al nefrólogo.

Considera los siguientes puntos para la prevención terciaria:

- Tener la presión arterial normal disminuye los riesgos microvasculares entre 30 y 70 por ciento.
- Al bajar 1% la HbA1c disminuyes el riesgo de complicaciones microvasculares en 40 por ciento.
- Sin duda alguna es más importante, fácil y económico y menos doloroso prevenir que tratar de remediar.

Para evitar sufrir las complicaciones de la diabetes, el paciente debe considerarla como una compañera inseparable que permanecerá con él durante el resto de su vida. Debe aprender a convivir con ella, a conocerla, a cuidarla, a hacer y mantener todos los cambios necesarios de vida y alimentación para conservarla como compañera fiel y siempre bajo control. Así evitará que sus complicaciones macro y microvasculares se presenten o progresen, lo cual deteriora su calidad de vida o acorta su existencia.

Hay que controlar las causas
para evitar las consecuencias.

Un hombre nuevo

Don Leopoldo es un paciente de 61 años, alto y robusto, de cabello abundante, ondulado y blanco. Vive en una pequeña ciudad cercana a la capital del estado de Jalisco, México. Me refiere con orgullo que es un solterón muy codiciado y que dirige una próspera compañía que exporta aguacates a casi todo el mundo.

Sabe que tiene diabetes desde hace 10 años; desde entonces toma con puntualidad inglesa los medicamentos que le recetó su compadre, el doctor. En todos estos años don Leopoldo ha comido cual si fuera un adolescente en etapa de crecimiento. No ha consultado a ningún médico ni ha ajustado las dosis de sus medicamentos; nunca se ha realizado ningún estudio de laboratorio, no ha monitoreado la glucosa ni ha revisado su presión arterial. A su compadre, el doctor, lo ve todos los jueves, pero sólo para la jugada del dominó, donde se toma sus imperdonables cuatro tequilas con mucha sal y limón.

Durante unas vacaciones en la Ciudad de México se alojó en casa de Lupita, su sobrina consentida. Una mañana, al despertar, observó con asombro y cierto miedo que la habitual hinchazón de sus piernas se había extendido a todo su cuerpo, al grado de casi no poder abrir los ojos y sentir que no podía cerrar las manos, a causa de una evidente retención de líquidos. Consternado llamó a Lupita, quien de inmediato lo llevó a mi consultorio.

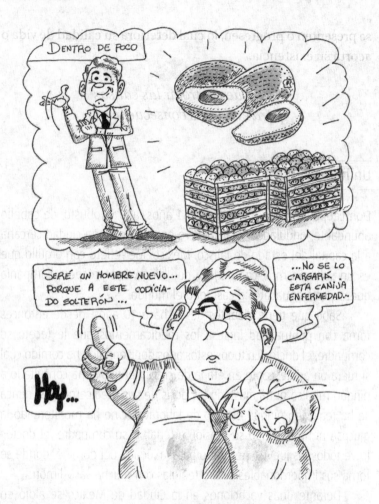

Encontré a un hombre angustiado por que no alcanzaba a comprender qué le sucedía. Presentaba una importante retención de líquidos (edema), su presión arterial era de 190/110 mm/Hg y su glucosa en ayuno fue de 317 mg/dl. Le pedí algunos estudios de laboratorio que estuvieron listos un par de horas después. Las sorpresas continuaron cuando encontramos que tenía muy elevados los niveles de urea, creatinina y ácido úrico en la sangre. Además de esto, en el examen general de orina se encontraron abundantes proteínas (microalbuminuria). Con todo el cuadro anterior fue muy fácil diagnosticar una nefropatía diabética agravada por la presencia de hipertensión arterial.

De inmediato procedí a modificar sus medicamentos para el control de la diabetes y le receté otro para ayudar a normalizar la presión arterial, que además protegerá sus riñones. También le hablé sobre la importancia de una alimentación adecuada que lo ayudará a recuperar la salud.

Al salir de esa primera consulta, don Leopoldo, aún consternado y muy sorprendido, me dijo: "Pobres de mis riñones, son las víctimas de mi irresponsabilidad, de mi mal comer y de mi necedad al pensar que la juventud es eterna. A partir de hoy seré un hombre nuevo, porque a este codiciado solterón no se lo cargará esta canija enfermedad".

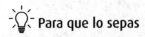 **Para que lo sepas**

Las funciones de los riñones son las siguientes:

- Formar la orina.
- Eliminar productos de desecho.
- Eliminar y reabsorber agua y minerales.
- Eliminar glucosa (cuando es mayor a 180 mg/dl en sangre).
- Regular la acidez del organismo.
- Ayudar a regular la presión arterial.
- Ayudar a evitar la anemia.
- Filtrar 125 mililitros de sangre por minuto, 7.5 litros de sangre por hora y 180 litros de sangre por día, de los cuales desechan 1.8 litros en forma de orina (1%).

Con la nefropatía diabética los riñones disminuyen su capacidad para filtrar los materiales de desecho, eliminar los líquidos que el cuerpo no necesita y reabsorber las proteínas de la sangre y entonces las desechan por la orina.

Considera lo siguiente:

- La diabetes incrementa las complicaciones de la hipertensión arterial y viceversa.
- La diabetes es la principal causa de falla renal terminal.
- Existen medicamentos que pueden ayudarte a proteger tus riñones. Pregúntale a tu médico.

Si no quieres que la diabetes se desencadene en ti, cuídate como si ya lo fueras.

Más vale prevenir

Esa tarde, al llegar a mi consultorio, ya se encontraba sentada frente a mi escritorio doña Elisa. Me recibió como si ella fuera la anfitriona, con su cautivadora voz de locutora de radio. Me impactó la belleza de su rostro: grandes y expresivos ojos color azul turquesa y una sencilla sonrisa enmarcada por dos largas trenzas que se deslizaban con suavidad sobre sus hombros. Me dijo: "Tengo 66 años y 22 con esta diabetes que me roba la vida".

Me enseñó sus estudios de laboratorio que mostraban niveles altos de urea, nitrógeno ureico, creatinina, ácido úrico y una incipiente anemia. En el estudio de orina detecté una cantidad muy elevada de proteínas.

Su sonrisa desapareció al tiempo que las lágrimas corrían por sus pálidas mejillas y me decía con su amable y bien modulada voz: "Sé que mis riñones ya sufren por la diabetes y no quiero perderlos".

Desconsolada siguió llorando hasta que poco a poco se calmó y continuamos la charla.

Procedí a pedirle que pasara a la mesa de exploración para revisarla. En ese momento me preguntó si podía pasar su esposo, quien aguardaba en la sala de espera. Al entrar su marido y después de las presentaciones, doña Elisa le pidió que la ayudara a pasarse a la mesa de exploración. De inmediato él la cargó y la recostó con toda delicadeza.

Me quedé paralizado al ver que tenía amputadas ambas piernas por arriba de las rodillas. Fue tan elocuente mi gesto que doña Elisa me dijo con ternura:

"Doctor, no se asuste. La diabetes me robó las piernas hace un par de años. Ahora le pido su ayuda. Haré todo lo que me diga. Sé que no importa si ya tengo complicaciones por la diabetes; lo importante es ponerla bajo control, ya que siempre puede haber más complicaciones. Aún tengo muchos motivos para vivir."

Para que lo sepas

La diabetes mal controlada es la principal causa de ceguera en los adultos, falla renal terminal y amputaciones de miembros inferiores. De las personas con diabetes mal controlada, 65% sufre algún daño en el sistema nervioso (neuropatías), una tercera parte sufre enfermedad periodontal con pérdida espontánea de dientes y 65% de las muertes son por enfermedad cardiaca.

En las personas con diabetes es 1.8 veces más frecuente sufrir un infarto y es 1.5 veces más frecuente una enfermedad vascular cerebral. De las personas con diabetes mayores de 40 años, 28.5% tiene retinopatía diabética.

Alrededor de 229 mil personas con insuficiencia renal secundaria a diabetes viven con diálisis o trasplante renal. Se registran 73 mil amputaciones al año en personas con diagnóstico de diabetes. El total de costos por causa de la diabetes en Estados Unidos en 2012 fueron 245 mil millones de dólares.[8]

De acuerdo con la Encuesta Nacional de Salud y Nutrición (Ensanut) 2012, 75% de las personas con diabetes en México tienen un mal control de su condición de vida. Debes hacer todo lo necesario para no formar parte de estas estadísticas.

El optimista espera
la cura mágica para su enfermedad.
El realista cambia
su forma de comer y de vivir.

La tía Lolita

Rosy acudió muy puntual a su primera consulta. Después del saludo inicial, se sentó y de inmediato me dijo:

"Doctor, voy a contarle algo que me sucedió hace 20 años y que fue lo que me hizo venir con usted. Lolita era la tía soltera de la familia. La recuerdo con su piel muy blanca que hacía resaltar sus abundantes pecas y su cabello largo, rizado y oscuro, imposible

---

[8] Centros para el Control y la Prevención de Enfermedades. *Informe Nacional de Estadísticas de la Diabetes: Estimaciones sobre la diabetes..., op. cit.*

de peinar. Su amplia sonrisa parecía estar tatuada en su rostro. La recuerdo con sobrepeso, tal vez obesidad. Su vida se centraba en cuidar y consentir a su hermano y a su sobrino, con quienes vivía. Era famosa por agasajar a la familia entera que se reunía todos los domingos para disfrutar sus sabrosos guisados.

"La tía Lolita siempre se quejaba de sus inseparables e intensos dolores de cabeza. Para calmarlos siempre tomaba *sus pastillas mágicas*, que los eliminaban por algunas horas. También se quejaba de que estaba muy cansada y de que no sabía si estaba gorda o hinchada o las dos cosas. Cuando alguien le decía que fuera al médico, ella respondía: 'Yo con los *matasanos* no me llevo. Yo no estoy enferma, todo es por mis nervios' y cambiaba la conversación.

"Un día, al bajar las escaleras del metro, se cayó y se lastimó un tobillo. Con dificultades y dolor intenso llegó a su casa. Era tal su malestar y la inflamación que de inmediato la llevamos al hospital. Después de que le tomaron algunas radiografías, unos estudios de sangre y también de orina, el médico se presentó en el cubículo de la sala de urgencias para decirnos: 'El tobillo tiene un problema que se compone con una férula y reposo, pero su diabetes está descontrolada por completo, al grado de que ya dañó sus riñones y su presión arterial está muy elevada. No puedo dejarla salir en estas condiciones. Se quedará internada'. En ese instante, la tía Lolita rompió en llanto inconsolable al tiempo que repetía una y otra vez: '¡No puede ser, yo no soy diabética!'

"Sólo recuerdo que una semana después la tía Lolita salió del hospital directo a su funeral, en donde todos decían, como si no lo creyeran, '¡la tía Lolita se murió de diabetes!'

"Hace tres meses me hicieron un análisis de sangre en el trabajo. Al entregarme el resultado, me preguntó la enfermera: '¿Desde cuándo vive usted con diabetes?' En ese momento retumbo en mi mente: '¡La tía Lolita se murió de diabetes!'

"Yo soy soltera. Vivo con mi madre y una sobrina, quien es mi vida. Los familiares que nos visitan los fines de semana me felicitan por mis sabrosos guisados, tan ricos como los que hacía la tía Lolita. Tengo la misma edad que ella cuando falleció. Tengo frecuentes dolores de cabeza, me siento cansada y sé que tengo muchos kilos de más. No quiero que la historia se repita. ¡No quiero terminar como la tía Lolita!"

Tratar de quedar bien con todos
te hará quedar mal contigo.

Alimentación adecuada y actividad física

A pesar de que cada día hay más información disponible sobre la buena alimentación y las complicaciones de no comer de forma adecuada, existen más personas que viven con obesidad y diabetes. Veo con incertidumbre y angustia los datos de las encuestas nacionales de salud que nos muestran que el porcentaje de la población adulta en México con sobrepeso y obesidad pasó de 34.5% en el año 1988 a 71% en el año 2012. El porcentaje de personas con diabetes aumentó en los mismos años de 5.8 a 9.2%. Más de 48 millones de personas adultas con obesidad y más de seis millones que se saben con diabetes son datos mucho más que alarmantes.

Existe una relación íntima entre el aumento de peso en la población y el incremento en los casos de diabetes tipo 2. Ambas se consideran graves problemas de salud pública en nuestro país y en el mundo. De continuar esta tendencia, el futuro cercano será aún más dramático y muy costoso por las complicaciones de estas enfermedades.

Para que la obesidad y diabetes tipo 2 se presenten se necesita la interrelación de factores genéticos, alimentarios y los relacionados con actividad física.

- *Factores genéticos.* Si uno de los padres de una persona tiene diabetes tipo 2, el riesgo de que esa persona desarrolle la enfermedad es de 50%. Si ambos padres tienen diabetes tipo 2, el riesgo se eleva a 75%. La incidencia de obesidad es muy similar.
- *Factores alimentarios.* Si una persona ingiere una cantidad mayor de kilocalorías (energía) que la que necesita, este sobrante de energía se almacenará en su tejido graso y la consecuencia es el aumento del peso corporal. La persona engorda.

  Todos los hidratos de carbono que come una persona necesitan insulina para convertirse en energía útil o para almacenarla. Si el individuo come demasiados de estos alimentos, la secreción de insulina se incrementa al tiempo que disminuye su acción.
- *Factores relacionados con actividad física.* Toda actividad física requiere energía, la cual proviene de los alimentos o de las reservas de grasa del organismo. Mientras menos actividad física realicemos, menores serán nuestras necesidades de energía; por tanto, debemos disminuir la cantidad total de kilocalorías que consumimos cada día para mantener el peso adecuado. La actividad física mejora la acción de la insulina.

Para disminuir el riesgo de que la obesidad y la diabetes tipo 2 se desencadenen o para lograr su control cuando ya están presentes, debemos enfocar toda nuestra energía en mejorar nuestros hábitos de vida y de alimentación, además de incrementar nuestra actividad física. La genética no debe preocuparnos demasiado ya que no es posible modificarla.

Alimentación adecuada

Los seres humanos hemos sobrevivido por generaciones comiendo alimentos de origen animal (carne, pollo, pescado, huevo, etcétera) y vegetal (frutas y vegetales). Hace siglos bastaba con matar a un animal o bajar frutos de un árbol para saciar el hambre. En la actualidad, para poder alimentar a los más de siete mil millones de humanos que habitamos el planeta, se han desarrollado alimentos vegetales para que sean más resistentes a las plagas, crezcan más rápido y se produzcan en mayor cantidad. Lo anterior se logra con fertilizantes y hasta con ingeniería genética. Varios de los alimentos actuales son altos en grasa y en sales, con presentaciones que estimulan los sentidos, mucho sabor, olor, estímulo visual y muy altos en energía (kilocalorías). Muchos de estos alimentos generan comer compulsiva o adictivamente.

No es suficiente recibir información adecuada para que las personas coman mejor: debe ofrecerse educación para mejorar las conductas alimentarias. No voy a ofrecerte una dieta, como las que hay por millares, de las que se hacen por dos semanas para volver pronto a los viejos hábitos de alimentación. Simplemente voy a mencionar algunos consejos para mejorar estas conductas.

- No te sientas a dieta. Hacer dieta es sinónimo de sufrimiento. Puedes hacerla por un tiempo corto, pero no por el resto de tu vida.
- La responsabilidad de tomar el control sobre lo que comes es tuya. No permitas que nadie se convierta en el vigilante de tu alimentación.

- Reconoce los alimentos inadecaudos que no puedes dejar y elimínalos de tus comidas por una semana. Después de este tiempo habrás dejado de ser su esclavo. Cuando vuelvas a consumirlos, que sea sólo en una comida y en algún momento extraordinario.
- Si fallas en tu alimentación, perdónate de inmediato y regresa a tus hábitos adecuados, sin ese alimento adictivo. No permitas que te juzguen o cataloguen como un sujeto que vive fallando.
- Entre frutas y vegetales come cinco raciones por día. La fruta se come a mordidas, no en aguas, jugos o licuados. Cómelas de diferentes colores cada día.
- No permitas que el hambre se apodere de ti. Come siempre tres veces por día, a tus horas y despacio. Comer es un placer. Disfrútalo sin culpa.
- Prefiere los alimentos por su sabor natural y los hechos por la naturaleza. Limita los alimentos hechos por el hombre y que su etiqueta indique que contienen más de tres ingredientes.
- La carne, el pollo, el queso y los huevos son alimentos de alto valor nutricional. Cómelos con moderación y con poca grasa.
- Los alimentos altos en grasa son sabrosos, pero no muy sanos. Evita los aderezos cremosos, los capeados y los empanizados.
- El pan, las galletas y los pasteles son derivados aparentes de un cereal (trigo), pero en realidad son harina de trigo con azúcar y una enorme cantidad de grasa.
- Prefiere el pan, las galletas, las barras y los cereales integrales. Los alimentos integrales no son dietéticos, sino sólo altos en fibra. No los comas en exceso.

- Todas las calorías cuentan. Si vas a comer colaciones, que sean muy bajas en energía, como agua, té, café, gelatinas *light* o vegetales.
- Acostumbra a tu cuerpo a comer a sus horas. Si suspendes las harinas y los azúcares, el hambre disminuirá de manera importante.
- Nadie está gordo o enfermo por comer adecuadamente en el momento debido. Todas las calorías adicionales que comas, sin importar su origen, se almacenarán como triglicéridos en tus células de grasa.
- Puedes comer algo extraordinario en un momento extraordinario. Si comes ese alimento extraordinario todos los días, se volverá ordinario.
- El agua natural es el líquido de consumo por excelencia. Es lo que debes beber en mayor cantidad cada día.
- Limita los alimentos salados y no les agregues sal. La sal no engorda ni tiene calorías, pero hace que tu cuerpo retenga agua y puede elevar tu presión arterial.

No seas esclavo de la comida.
Aprende a comer por calidad, no por cantidad.

Actividad física

Mientras más te muevas, más podrás moverte. Mientras menos te muevas, menos podrás moverte. Somos como un automóvil que se deteriora más rápido si no se utiliza con regularidad o como la puerta que nunca se abre y, cuando intentas abrirla, se queda en tus manos por lo oxidada que está o es imposible moverla.

Para que el enfermo con diabetes obtenga los beneficios físicos y emocionales que le ofrecen la actividad física no es necesario que se prepare para un maratón. Es suficiente que realice alguna actividad física con regularidad, constancia y placer.

La actividad física preferible es la aeróbica. Sus características son las siguientes:

- No tiene cambios bruscos de intensidad o ritmo. De esta manera la frecuencia cardiaca y respiratoria aumenta poco a poco y se mantienen en niveles adecuados, lo cual evita riesgos innecesarios para el corazón. Se puede practicar durante un tiempo prolongado.
- Utiliza gran cantidad de músculos para su realización. Así se mejora la entrada de nutrimentos y oxígeno a las células del organismo.
- Es de larga duración y de baja intensidad. Durante los primeros 20 minutos de actividad física continua, el azúcar de reserva del cuerpo (glucógeno) proporciona la energía necesaria para su realización. Después de ese tiempo, la grasa del cuerpo (ácidos grasos) es la que proporciona la energía necesaria para continuar. Lo anterior es de gran ayuda para regular la glucosa sanguínea, elevar el colesterol bueno (HDL) y disminuir el colesterol malo (LDL), el colesterol y los triglicéridos. Además ayuda en forma significativa a bajar y mantener el peso corporal.
- El oxígeno que entra al cuerpo es suficiente y se consume al momento de la actividad. Al no haber déficit de oxígeno, el cuerpo no sufre y el corazón se acondiciona.

Es importante dar al cuerpo el tiempo necesario para que se acostumbre al nuevo estilo de vida. Así evitamos el cansancio, las lesiones y las complicaciones inútiles, además de lograr y mantener los beneficios metabólicos.

La actividad debe aumentar poco a poco en tiempo e intensidad. Realízala de cuatro a siete días por semana, entre 20 y 60 minutos continuos, no dejes de practicarla por más de tres días seguidos, inicia y termina con cinco minutos de calentamiento y mantén el pulso entre 60 y 80% de la frecuencia cardiaca máxima (FCM).

La FCM es el número máximo de latidos por minuto que tu corazón puede manejar de acuerdo con tu edad sin que tengas algún problema, según las estadísticas. Para calcular tu FCM resta tu edad a 220. Puedes obtener el porcentaje de seguridad al multiplicar tu FCM por 0.60 o 0.80. Localizarás tu pulso con un estetoscopio sobre el área de tu corazón o haciendo presión ligera con el dedo índice y anular en las arterias de tu cuello o de tus muñecas.

Por ejemplo, si tienes 35 años de edad y quieres llegar a 70% de tu FCM:

220 - 35 = 185 x 0.70 = 129 (70% de tu FCM es 129 latidos por minuto).

El pulso nunca debe pasar la FCM, en este caso es de 185 por minuto.

Al mantener tu FCM entre 60 y 80% obtendrás los siguientes beneficios, entre muchos otros:

- El consumo de energía es a partir de los ácidos grasos (grasa) del organismo.
- Mayor beneficio aeróbico y el corazón se fortalece.
- Mejora la tensión arterial y hay poco riesgo cardiovascular.
- Ayuda a disminuir el colesterol malo (LDL) y a elevar el bueno (HDL).

- Puedes mantener ese ritmo e intensidad por un tiempo prolongado.
- Te produce un placer incomparable.

Hay muchas actividades aeróbicas; por ejemplo: caminar, trotar, nadar, bailar, el ciclismo o la práctica de gimnasia, *spinning, jazz*, etcétera. Si alguna complicación por la diabetes no te permite realizar alguna de estas actividades, puede ser suficiente con disminuir la inactividad realizando tareas que antes pedías a otras personas que hicieran por ti, como barrer, trapear, ir a la esquina a comprar el periódico, ir por los nietos a la escuela, arreglar las plantas del jardín, etcétera. Iniciar con estas pequeñas actividades permite que poco a poco puedas realizar más actividades y logres una mejoría tanto en los parámetros clínicos y metabólicos de la diabetes como a nivel emocional. Esto ayuda a cambiar el círculo vicioso de inactividad física–ansiedad-depresión-mal control metabólico por el círculo virtuoso de actividad física–motivación–sensación de bienestar–buen control metabólico.

Los beneficios de la actividad física para las personas con y sin diabetes se muestran en la tabla 5.

Tabla 5. Beneficios de la actividad física.

	Mejora	Disminuye
Hambre		x
Várices		x
Insomnio		x
Osteoporosis		x
Peso corporal		x
Hiperglucemia		x

Fatiga crónica		x
Colitis nerviosa		x
Hipertensión arterial		x
Ansiedad y depresión		x
Colesterol y triglicéridos		x
Estreñimiento (constipación)		x
Problemas de columna vertebral		x
Colesterol de baja densidad LDL (malo)		x
Tono muscular	x	
Socialización	x	
Rendimiento sexual	x	
Acción de la insulina	x	
Autoestima y autoimagen	x	
Sensación de alegría y felicidad	x	
Función y eficiencia del corazón	x	
Función y eficiencia de los pulmones	x	
Colesterol de alta densidad HDL (bueno)	x	

A continuación te presento mis conceptos sobre lo maravillosa que es la actividad física.

- Es la mejor válvula de escape para las tensiones emocionales del día.
- Te hace más resistente al dolor.
- Te disciplina.
- Te enseña a conocer tus límites y alcances.
- Aleja de ti los malos pensamientos.
- Te aleja de la televisión, y del consumo de cigarro, alcohol y drogas.
- Da más vitalidad a tus años.
- Puede unirte en cuerpo y alma.
- Al triunfar o al fracasar te acercas al Creador.

- Es un productor natural de endorfinas cerebrales, las cuales actúan como analgésicos, estimulantes y antidepresivos. Pueden producir analgesia: un maratonista puede correr durante tres a seis horas sin parar y sin sentir dolor. También es estimulante; de hecho, si no estás acostumbrado y practicas ejercicio por la noche, puedes sufrir insomnio. Sin embargo, también genera felicidad. Después de una hora de natación te sientes feliz y con mucha energía.

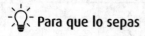 **Para que lo sepas**

Debes emprender los cambios necesarios para mantener o recuperar tu salud. Hoy es el día de iniciar tu nueva forma de comer y de vivir. Toma el control de tu tiempo, de lo que comes, de cómo te ejercitas y de tu propia vida. Con tu ejemplo provocarás cambios en tus seres amados, para que entre todos formemos una nueva sociedad más sana y feliz. Analiza las siguientes reflexiones y toma las decisiones de cambio que tú consideres adecuadas, para que el sentido común se apodere de tu vida y puedas influir en tu destino.

Tabla 6. Reflexiones sobre estilo de vida.

Buenas	Malas
Llevo desayuno preparado al trabajo.	No tengo tiempo para desayunar.
Como despacio para sentirme satisfecho con menos alimentos.	En la calle como porciones cada vez más grandes de comida.
Elijo alimentos a la parrilla, sin crema, sin empanizar o sin capear.	Me encantan los alimentos altos en grasa.

Como una fruta o una ensalada para un buen principio.	Como pan con mantequilla para iniciar mi comida.
Consumo alimentos extraordinarios en momentos extraordinarios.	Como todo lo que se me antoja.
Como tres veces al día y respeto los horarios.	Sólo como dos veces al día.
El agua natural no tiene calorías.	Tomo refresco (una lata de 355 tiene 160 calorías, es decir, 40 gramos de azúcar).
El caldo de pollo debe tener un sabor natural, no a cubos de caldo de pollo.	Uso cubos de caldo de pollo (contienen una alta cantidad de sal).
La zanahoria, las jícamas y los pepinos son exquisitos.	Como frituras (éstas tienen un alto contenido de sal, grasa y conservadores).
Las frutas están hechas para comerse a mordidas.	Tomo jugos (éstos pierden gran parte de los nutrimentos de las frutas).
Consumo aceite vegetal sin exceso (olivo, extravirgen, canola, maíz).	Como mayonesa y margarina (éstas no tienen un solo beneficio para la salud).
Prefiero los edulcorantes artificiales o ingerir alimentos con su sabor natural.	Uso azúcar (ésta tiene muchas calorías, eleva la glucosa en sangre y genera hambre).
Un pastel de manzana con harina integral y edulcorante artificial es más sano.	Como un pastel de manzana (éste tiene muchas calorías y necesita mucha insulina).
Al salir de trabajar camino durante 30 minutos.	No tengo tiempo ni ganas de hacer alguna actividad física.
El ejercicio es mi fábrica de salud, energía y felicidad.	El ejercicio me cansa y me deja dolorido.
Los fines de semana doy paseos en bicicleta con mis hijos.	Mis hijos no hacen ejercicio.
Si fallo, recapacito y me doy otra oportunidad.	Si fallo, me lo recrimino para siempre.
Si algo me gusta o me disgusta simplemente lo digo.	Me cuesta trabajo expresar mis sentimientos.

La actividad física es
una fábrica de energía, salud y felicidad.

Vivir como si no fuera a morir

Recuerdo cuando vi a Carlos en la sala de pacientes, a la espera de su turno para pasar a su primera consulta. No pasó inadvertido gracias a los 15 kilogramos que tenía por encima de su peso normal, a su estatura mayor al promedio, a su largo, tupido y negro bigote, que junto con su igualmente larga, abundante y negra cabellera peinada con una cola de caballo y sus grandes lentes para sol no permitían calcular sus 62 años. Era casado desde hacía 33 años, padre de dos hijas y abuelo de cinco nietos varones. Recién jubilado de una institución nacional de salud, Carlos no realizaba ninguna actividad física y el cuidado de su alimentación era sólo un sueño para su esposa.

Al saludarme se quitó los lentes oscuros y sus ojos claros me miraron fijamente antes de decirme:

—Ésta es mi primera salida desde que me dieron de alta del hospital. Jamás le hice caso a los médicos que me decían que la diabetes y el colesterol alto me darían un susto, ¡y vaya que así fue! Recuerdo el gran dolor que me apretó el pecho y se corría al cuello, además de cortarme la respiración. Tenía ganas de vomitar. Por instinto agarré mi auto y me fui directo al hospital, de donde ya no me dejaron salir, sino hasta dos semanas después. Al partir me dijeron que ya no aguantaría otro infarto.

"Tengo miedo. Siento que perdí el control de mi vida. Nunca había pensado que algún día moriría. Me manda con usted mi hija mayor, que es su paciente. Me dijo que usted podría ayudarme a volver a sentirme con vida y sin temor.

Al decir estas últimas palabras, la frente de Carlos goteaba sudor; al secarlo, aprovechó para ponerse sus lentes y ocultar sus lágrimas.

Después de revisar los documentos que Carlos trajo consigo, le comenté lo siguiente:

—Durante muchos años usted tuvo un mal control de sus niveles de glucosa, colesterol y triglicéridos, lo cual fue el detonador para que una arteria de su corazón se tapara. Ahora puede vivir con miedo a sufrir otro infarto, mientras se lamenta por todos los años que no se cuidó, o, a partir de hoy, emprender cambios en su forma de comer y de cuidarse para que las arterias que están en riesgo no se obstruyan. Tener el colesterol y los triglicéridos elevados no duele, pero minuto a minuto, día a día, mes a mes y año tras año apresuran la obstrucción de las arterias de su cuerpo hasta que se tapan por completo; entonces sí duele y mucho. Eso es un infarto.

—Usted dirá qué hay que hacer. No quiero seguir siendo como aquéllos que viven como si no fueran a morir, me respondió Carlos.

Tu cuerpo no es un bote de basura.
No le eches desperdicios.

La mujer en quien me he convertido

Aquella tarde, cuando Perla llegó a su consulta, mostraba un gesto lleno de satisfacción y felicidad. Se sentó frente a mí y, sin dejarme decir una sola palabra, exclamó al mostrarme una gran medalla:

"¡Lo hice, lo hice! Me costó nueve meses de preparación, de trabajar con mi cuerpo y con mi mente, ¡pero lo logré!

"Fueron cuatro horas y 52 minutos. Por momentos llegué a dudar si lo terminaría, pero cuando llegué a la meta y terminé de correr esos 42 kilómetros con 195 metros fue una sensación maravillosa. Agotadora, pero maravillosa. Jamás soñé poder correr un maratón. Estoy feliz por los cambios que hecho en mi vida. Ahora como adecuadamente, me ejercito con pasión, soy mucho más eficiente en mi trabajo y ya sabe usted que hasta pretendiente tengo. Estoy muy feliz por ser la mujer en quien me he convertido. Por cierto, medí mis niveles de glucosa antes y después de la carrera y estuvieron como ya es costumbre: dentro de los límites permitidos."

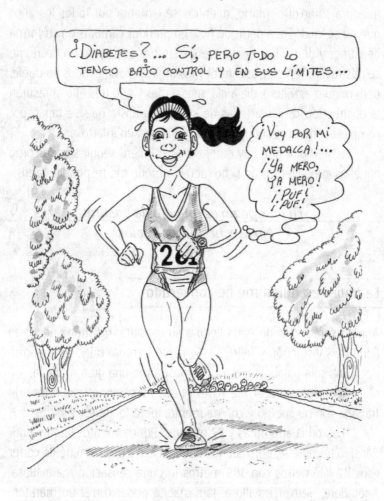

Recuerdo perfecto el día que conocí a Perla: una mujer de 34 años, soltera, siempre cansada y con problemas en su trabajo. Ella sentía que había perdido la batalla con la comida. Se sentía triste y deprimida porque su vida no resultaba como ella esperaba y por la diabetes, esta condición le hacía considerar que su vida estaba acabada.

Perla me permitió apoyarla poco a poco, hizo pequeños cambios en su forma de comer y de vivir. Al final del primer mes de tratamiento, ya empezaba a conocer a la diabetes y sintió que padecer esa enfermedad no es el fin del mundo. Me preguntó si ya podía hacer algo más que caminar. De inmediato procedí a explicarle un sencillo programa para comenzar a trotar, avanzar más distancia y a mayor velocidad. Al salir del consultorio, ella fue a comprarse un par de tenis e inició su camino al maratón.

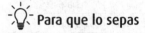 **Para que lo sepas**

Perla tuvo siempre presentes las palabras clave para un buen programa de ejercicio: "poco a poco". Comprendió que ella no tenía que adaptarse a un programa de entrenamiento, sino que el programa debía adaptarse a ella, con base en su sentido común. Los días que tenía más tiempo y energía caminaba un poco más, pero no se presionaba ni se sentía culpable los días que no acudía a su entrenamiento.

Inició despacio, con menos tiempo y velocidad que los que creía poder. Caminaba alrededor de una cancha de fútbol de 400 metros. Dos vueltas y media al campo son un kilómetro. Lo hacía de manera vigorosa para que fuera un esfuerzo, pero que le permitiera tener aliento para mantener una conversación. Para su sorpresa, su velocidad era mayor conforme pasaban las semanas. Inició y terminó siempre con cinco minutos de estiramientos con movimientos suaves y firmes y manteniendo cada estiramiento por cinco a 10 segundos. En la tabla 7 puedes ver su programa.

Tabla 7. Programa de caminata de Perla.

Semana	Minutos de caminata	Días por semana
1	5 a 10	3 a 4
2	5 a 15	3 a 4
3	10 a 20	3 a 4
4	10 a 25	3 a 4
5	15 a 30	3 a 5
6	15 a 35	3 a 5
7	20 a 40	3 a 5
8	20 a 45	3 a 5
9	25 a 50	3 a 6
10	25 a 55	3 a 6
11	30 a 60	3 a 6
12	30 a 60	3 a 6

En la semana 13 Perla inició un programa de caminar y trotar. Seis meses después logró dominar a sus demonios internos y terminó, cansada pero feliz, su primer maratón.

Ten metas claras,
a corto plazo y posibles.

No permitiré que la vida parta sin mí

Rocío llegó tarde a su cita en el consultorio. La vi caminar con paso lento y su mirada baja, como ausente. Vestía ropa de apariencia vieja y arrugada; calzaba tenis y su cabello la hacía parecer como si acabara de levantarse de la cama. Lo anterior me pareció muy extraño en Rocío: una mujer siempre muy bien arreglada, bien vestida, cuidada en su persona, puntual y con una alegría contagiosa.

Al pasar al consultorio, se sentó de inmediato y sin levantar la vista sacó un pañuelo desechable con el que secó sus lágrimas.

Para romper el hielo y aligerar el momento, le pregunté:

—¿Dónde dejaste a la alegre y acelerada Rocío? ¿Qué te sucede?

Con hablar lento y sin levantar la mirada me contestó:

—¡Estoy muy triste! Toda mi familia se va de vacaciones a la playa y decidí no ir. ¿A qué voy? No puedo comer nada. ¿Cómo podría llevarme mi insulina? –las lágrimas volvieron a brotar de sus tristes ojos y añadió–: Esta maldita enfermedad me ha esclavizado.

Después de algunos segundos de abrumador silencio, le conteste lo siguiente:

—Rocío, me parece que te apresuraste un poco al tomar esa decisión. Vivir con diabetes no debe impedirte disfrutar los placeres que la vida te ofrece. Viajar es uno de ellos y hacerlo con tus seres amados es doble placer. Tus niveles actuales de glucosa están muy cercanos a los objetivos que tú y yo establecimos. Eres toda una experta para manejar tu monitor de glucosa, ya sabes qué hacer en caso de que tu glucosa se eleve o disminuya más allá de lo adecuado y por el trasporte de tu insulina no te preocupes. Recuerda que la insulina que te aplicas viene en un dispositivo que le permite estar sin refrigeración durante un mes; sólo debes evitar dejarla en lugares a altas temperaturas o directo al sol. El último obstáculo para ir de vacaciones es ese otro gran placer: la comida. Recuerda que puedes comer alguno de esos alimentos extraordinarios en algún momento, pero vuelve siempre a tu alimentación adecuada en la siguiente comida.

Rocío levantó su mirada y con una discreta sonrisa me preguntó:

—¿Usted cree qué estoy lista para todo eso?

—Aprender a conocer y a reconocer el origen de tus miedos te permitirá enfrentarlos y superarlos. Así lograrás disfrutar cada día más y mejor los placeres cotidianos –le contesté.

Rocío irguió su postura y me miró a los ojos para decirme:

—Tiene razón, debo enfrentar la vida con optimismo. Iré a esas vacaciones. No permitiré que la vida parta sin mí.

🔆 Para que lo sepas

Sólo se vive una vez. Aprende a disfrutar sin culpa y sin perder el control de tu diabetes. Si tomas vacaciones te aconsejo que recuerdes:

- Respetar tus horarios de comida. No permitas que el hambre se apodere de ti.
- Continuar con tu rutina de ejercicio. No te excedas en la actividad.
- Comer con calidad, no por cantidad. La comida es importante, pero no tanto como el buen humor, la convivencia y la reflexión.
- Mantenerte bien hidratado. Prefiere el agua natural.
- Seguir tomando tus medicamentos. La diabetes va de vacaciones contigo.
- Tener cerca de ti tu monitor de glucosa. Conoce y reconoce cómo responde tu organismo al cambio de rutina.
- Tener una colación a la mano en caso de necesitarla.
- No caminar descalzo. Evita riesgos.
- Disfrutar cada instante como si fueras a morir mañana, pero cuidarte como si fueras a vivir hasta los 120 años.

Disfruta los sabores naturales,
la vida sencilla y las personas amables.

Automonitoreo de glucosa

¿Qué es monitorear y qué se puede y debe monitorear?

Monitorear en diabetes es verificar en forma periódica y sistemática los indicadores bioquímicos, clínicos y de actitud que ayuden a tu médico, a tu educador en diabetes y a ti mismo a valorar la evolución de la enfermedad y a realizar los cambios necesarios en la alimentación, la actividad física y los medicamentos, para que tengas el mejor control glucémico y metabólico posible y retrases o evites la aparición de sus complicaciones.

Los principales indicadores bioquímicos que se tienen que monitorear son:

- Glucosa en ayuno, después de los alimentos y en momentos especiales.
- Lípidos (grasas) en sangre.
- HbA1c (hemoglobina glucosilada A1c).
- Albúmina (proteínas) y cuerpos cetónicos en orina.
- Urea, creatinina y ácido úrico en sangre.

Los principales indicadores clínicos a monitorear son los siguientes:

- Presión arterial.
- Peso corporal.
- Fondo de ojo.
- Examen de los pies y piernas.
- Dientes y encías.
- Desarrollo de peso y talla en niños.

Los indicadores de actitud son los siguientes:

- ¿Qué y cómo te alimentas?
- ¿Aceptas la diabetes como una realidad en tu vida?
- ¿Has aumentado tu actividad física?
- ¿Tomas tus medicamentos en forma adecuada?
- ¿Monitoreas tus niveles de glucosa?
- ¿Estás receptivo a recibir educación?
- ¿Tomas parte activa y protagónica en el control de tu enfermedad?

Las personas con diabetes pueden monitorear todo lo anterior y muchos más indicadores. A continuación explicaré el automonitoreo de glucosa, uno de los siete comportamientos del autocuidado.

Éste es el análisis de glucosa que puedes realizar en cualquier lugar y en el momento en que lo desees. Es la forma más fácil de saber cuál es la reacción de tus niveles de glucosa a los alimentos, al ejercicio, a las emociones y a los medicamentos. Conocer tus niveles de glucosa en diferentes situaciones de la vida te permitirá, junto con tu médico o educador en diabetes, tomar las medidas necesarias para lograr el control adecuado de la enfermedad.

Medir el nivel de glucosa en ayunas, fue una costumbre durante muchos años y todavía es así en algunos círculos médicos, por su falta de conocimiento sobre las graves consecuencia de los niveles de glucosa elevados después de los alimentos, o porque al paciente se le facilita ir al laboratorio para que le tomen la muestra de sangre antes del desayuno. Además, antes era difícil tener en casa un aparato confiable que midiera esos niveles y se tenía la idea de que era indispensable dejar en manos del médico el control de la enfermedad.

Sin embargo, también es muy importante controlar y evitar la hiperglucemia posprandial, que es la glucosa elevada después de los alimentos, es decir, igual o mayor a 140 mg/dl dos horas después de haber comenzado a comer.

Si tienes diabetes tipo 2 y has comenzado con tu automonitoreo, te recomiendo revisar una vez por día tus niveles de glucosa durante cinco días, en la secuencia que te indicaré en seguida, y llamar a tu médico para averiguar si es necesario hacer cambios de alimentación, actividad física o medicamentos y la frecuencia con que debes continuar con tu automonitoreo.

Frecuencia en la revisión de los niveles de glucosa

Día 1: en ayuno.
Día 2: dos horas después de iniciar tu desayuno.
Día 3: antes de la comida.
Día 4: dos horas después de haber comenzado a comer.
Día 5: antes de la cena.
Día 6: llama a tu médico.

Un monitor de glucosa o glucómetro es un aparato portátil que te permite examinar los niveles de glucosa en sangre con una gota de sangre obtenida de la parte lateral de la punta de los dedos de tus manos. Para su análisis colocas esa gota de sangre en una tira reactiva previamente insertada en el glucómetro y el resultado aparece en su pantalla. La buena utilización del glucómetro te permite tomar un papel protagónico en el monitoreo y control de tu enfermedad.

Hoy existen en el mercado gran cantidad de medidores de glucosa o monitores sencillos de manejar, que son seguros considerando la exactitud de sus resultados y que, además, son relativamente económicos.

Utilizar uno de ellos te permitirá automonitorear la glucosa y podrás:

- Tener resultados casi inmediatos.
- Medir tus niveles a diferentes horas del día y en donde te encuentres: en casa, en el trabajo, de vacaciones, etcétera.
- Valorar, junto con tu médico o educador en diabetes, la efectividad de las medidas terapéuticas.
- Detectar hipoglucemia sin síntomas.
- Tomar las medidas pertinentes en caso de hipoglucemia (70 mg/dl o menos de glucosa).
- Convertirte en el actor central en el control de tu enfermedad.
- Conocer cómo responde tu cuerpo en determinados momentos de tu vida, como la actividad física, las emociones, el estrés, los alimentos, etcétera.
- Realizar los cambios necesarios de inmediato en tu alimentación, actividad física y medicamentos.

Sin duda, toda persona que vive con diabetes debe monitorearse, pero cada cuándo hacerlo varía mucho de un paciente a otro, considerando si tiene diabetes tipo 1, 2 o gestacional, su control glucémico y metabólico, su edad, sus objetivos en el control de la enfermedad, sus recursos económicos, su capacidad para participar en su autocontrol y las características de su tratamiento.

Éste puede ser muy diverso considerando los factores anteriores, y puede consistir en realizar alguno de los siguientes puntos:

- Dieta y actividad física.
- Dieta, actividad física y antidiabéticos.
- Dieta, actividad física e insulina.
- Dieta, actividad física, antidiabéticos e insulina.
- Insulina convencional o intensificada.

De acuerdo con lo anterior, el automonitoreo de glucosa puede ser igualmete variado, la frecuencia será distinta para cada paciente, por ejemplo puede ser:

- Desde siete mediciones en un día para un paciente con diabetes tipo 1 que tenga un tratamiento intensificado con insulina. Éstas mediciones pueden ser una con cada alimento, antes de comer y dos horas después comenzar a ingerir los alimentos, otra medición al acostarse y una más a las tres de la mañana, mínimo una vez por semana. Además, antes y después del ejercicio físico.
- Hasta una medición por semana en diferentes horarios, para un paciente con diabetes tipo 2 con buen control.

La indicación para ti es individual. Ponte de acuerdo con tu médico o educador en diabetes sobre cada cuándo debes monitorear tus niveles.

Hay mariposas hermosas que proyectan
una sombra espantosa, pero también
hay sombras hermosas de objetos horribles.
No veas las sombras, ve a los ojos.

Hiperglucemia, hipoglucemia y medicamentos

Hiperglucemia

En las personas sanas, los niveles de glucosa aumentan después de comer. La respuesta automática es que se incremente la producción de insulina para que las células del organismo puedan utilizar la energía que les brinda la glucosa y sus niveles se mantengan dentro de los límites adecuados. Cuando este equilibrio falla, la glucosa en la sangre se eleva. A esta elevación de glucosa se le llama hiperglucemia e implica niveles iguales o mayores a 100 mg/dl en ayuno, e iguales o mayores 140 mg/dl dos horas después de haber comenzado a comer.

Los niveles de glucosa en ayuno han sido por muchos años el parámetro más relevante para valorar el control de la diabetes, pero cada día se le otorga mayor importancia a la hiperglucemia posprandial. Es importante mantener ambos niveles dentro de límites adecuados.

Los niveles de glucosa fuera de control se relacionan con eventos cardiovasculares, que son la principal causa de muerte en las personas con diabetes, secundarios a alteraciones del sistema de coagulación, incremento de la agregación plaquetaria y la viscosidad de la sangre y desarrollo de ateroesclerosis.

Siempre conviene prevenir. Al manejar en forma adecuada la hiperglucemia en etapas tempranas se puede disminuir la posibilidad de complicaciones de la diabetes, como la existencia de problemas cardiovasculares al momento del diagnóstico de diabetes tipo 2.

Para lograr este control es necesario mejorar el estilo de vida; por ejemplo, disminuir como mínimo 5% del peso corporal, limitar el consumo de grasa de los alimentos (preferir grasas monosaturadas como aceite de olivo extra virgen, almendras, aguacate, salmón, etcétera), incrementar el consumo de frutas y vegetales, además de alimentos altos en fibra como panes, galletas, barras y cereales integrales y realizar alguna actividad física, como mínimo 150 minutos por semana.

Además de lo anterior, en un momento determinado tu médico puede recomendarte que tomes algún medicamento. Es fundamental que tengas conciencia y constancia al mejorar y mantener tus hábitos y tu alimentación, el objetivo siempre será conservar una buena calidad de vida, la felicidad y la vida misma.

Hipoglucemia

Ocurre cuando se tiene un nivel de glucosa igual o menor a 60 mg/dl en personas sin diabetes y 70 mg/dl en las que padecen la enfermedad.

La hipoglucemia es una complicación del tratamiento de la diabetes por tomar dosis altas de los medicamentos para controlarla, no se come lo suficiente o lo adecuado, se incrementa la actividad física sin ajustar la dieta y por el tratamiento médico o el consumo de bebidas alcohólicas.

Sus síntomas son numerosos y la manera en que se presentaran puede variar de una persona a otra. Pueden ir desde algún síntoma muy ligero, como cansancio, sudoración fría, somnolencia, dolor de cabeza, hambre, nerviosismo, malestar general, taquicardia (latidos cardiacos rápidos), mareo, visión doble o borrosa, desmayo y convulsiones hasta causar daño cerebral o la muerte.

Existe el término de hipoglucemia sin alarma, ésta se presenta en personas con diabetes en tratamiento con insulina que están acostumbrados a manejar niveles muy bajos de glucosa. Su cuerpo se adapta a estos niveles bajos y no tienen ninguna sintomatología o malestar, pero de un momento a otro pueden perder el estado de conciencia. Es siempre una emergencia médica.

Por ello, la única manera de saber cómo se encuentran tus niveles de glucosa en sangre es medirlos con un monitor de glucosa.

Medicamentos

La toma o aplicación de medicamentos es uno de los siete comportamientos del autocuidado de la diabetes. Es frecuente que las personas con esta enfermedad y muchos médicos, piensen que basta con tomar en tiempo y forma las medicinas para tenerla bajo control, pero la realidad es muy diferente. Además de la toma o aplicación de medicamentos, es indispensable realizar el automonitoreo de glucosa, comer adecuadamente y ejercitarse con regularidad para lograr vivir bien con diabetes. Conjuntar todo lo anterior se puede lograr cuando se recibe educación en diabetes.

Son muchas las familias de medicamentos que hay para ayudar en el control de la diabetes. Existen aquéllos que:

- Aumentan la producción de insulina.
- Mejoran la acción de la insulina.
- Disminuyen la absorción de hidratos de carbono en el intestino.
- Aumentan la eliminación de glucosa por los riñones, a través de la orina.
- Sustituyen la insulina que el paciente ya no produce.

De acuerdo con la respuesta del paciente en sus niveles de glucosa y de hemoglobina glucosilada, el médico debe ir ajustando el tratamiento hasta lograr los objetivos de control establecidos junto con el paciente. Únicamente el médico puede recetar medicinas, éste podrá combinar los medicamentos o las insulinas según la respuesta de cada paciente.

Recuerda que cada persona con diabetes es única y responde diferente a cada medicamento, por eso no existe un tratamiento estandarizado para su control. Se tiene que revalorar el medicamento cada tres meses de acuerdo con la mejoría clínica del paciente, y si no la hay, se debe de modificar el tratamiento, sus dosis o sus combinaciones. Este periodo se recomienda por las guías de la Asociación Estadounidense de Diabetes (ADA, por sus siglas en inglés) para el tratamiento de la diabetes tipo 2.

Recuerda que sólo tu médico puede recetarte medicamentos y modificar las dosis. Consúltalo siempre y no te automediques.

La libertad se gana con responsabilidad.

Volver visible lo invisible

Maricela vive con diabetes desde hace siete años y es viuda desde hace cinco. Recibe la pensión de su marido, vive sola y es una amorosa madre de dos hijas y abuela de cinco nietos.

Desde hace siete años espera con paciencia su cita cada principio de mes para que le tomen su nivel de glucosa en ayuno y, de acuerdo con los resultados, toma sus medicamentos tal como se los indican en su clínica de seguridad social.

Por tener problemas de visión que achacaba al paso de los años, pidió cita con el oftalmólogo, quien después de explorar el fondo de sus ojos le dijo que tenía principios de retinopatía diabética y que para evitar su progreso debía controlar mejor sus niveles de glucosa en sangre.

Fue a mi consultorio porque no entendía por qué, si sus niveles de glucosa salían *casi* normales, ya tenía problemas en sus ojos. Después de llenar su historia clínica y alimentaria, procedí a medir su nivel de glucosa, el cual salió en 377 mg/dl. Asombrada y alarmada, poniendo en duda la exactitud de mi glucómetro, mi paciente me pidió que volviera a tomársela. Repetí la medición con otro monitor de glucosa y el resultado fue de 389 mg/dl. Abrió tanto los ojos que parecía que se le saldrían y me miró como si intentara leer mis pensamientos y dijo:

"¿Cómo es posible que apenas la semana pasada el resultado que me dieron en el laboratorio fue de 152 mg/dl y hoy la tengo tan alta? Bueno, lo que pasa es que acabo de comer hace rato."

Le expliqué que los niveles de glucosa en sangre que debe manejar para no tener complicaciones por la diabetes son de 80 a 110 mg/dl antes de los alimentos y menores de 140 mg/dl dos horas después de haber comenzado a comer. Un error muy frecuente es pensar que basta con tomar el nivel de glucosa en ayuno, ya que en las personas con diabetes la glucosa en sangre puede modificarse mucho de un momento a otro por la actividad física, las emociones o algún proceso infeccioso, no sólo por lo que se come.

Agregué que monitorear los niveles de glucosa le permitiría saber cómo responde su cuerpo a lo que come, a la actividad física y a los medicamentos. Enfaticé que, junto con su profesional de la salud, con esos resultados puede tomar las medidas adecuadas para mantener los niveles de glucosa bajo control y así evitar las complicaciones de la diabetes.

Al despedirse de esa primera consulta, Maricela me dijo con una mirada de esperanza y convencimiento:

"Ahora comprendo que la única forma de saber cuál es mi nivel de glucosa en sangre es revisarme con un monitor igualito al suyo. Es la manera de hacer visible lo invisible."

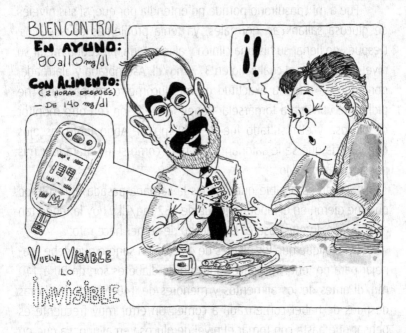

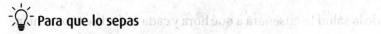 **Para que lo sepas**

Algunas de las muchas ventajas de realizar el automonitoreo de glucosa son las siguientes:

- Obtienes los resultados en cinco segundos.
- Puedes medirla a diferentes horas del día y en cualquier lugar, en casa, en el trabajo, de vacaciones, etcétera.
- Te permite conocer cómo responde tu cuerpo a la alimentación, los medicamentos, las emociones y la actividad física.
- Puedes saber si tienes hipoglucemia.
- Puedes tomar las medidas adecuadas para el buen control de la enfermedad, junto con tu profesional de la salud.
- Tiene un bajo costo, cada medición cuesta entre seis y nueve pesos.
- Te permite volverte un actor activo en el control de tu enfermedad.

La frecuencia del monitoreo varía mucho de una persona a otra y depende del tipo de diabetes, la actividad física, edad y el control sobre la enfermedad. Se puede realizar desde dos veces a la semana para una diabetes tipo 2 bien controlada, hasta siete veces al día para diabetes tipo 1 con un tratamiento intensificado de insulina.

Es importante monitorearte en diferentes momentos del día: en ayuno, dos horas después de haber comenzado a desayunar, antes de la comida, dos horas después de comenzar a comer, antes de la cena, dos horas después de haber comenzado a cenar y a las tres de la mañana, en algunos casos. Tu profesional de la salud te enseñará a qué hora y cada cuándo es conveniente realizarlo.

Los resultados de glucosa capilar tomados con el monitor de glucosa son más bajos, alrededor de 10% menores que aquellas que se obtienen por sangre venosa, es decir, mediante las pruebas de laboratorio.

La mejor manera
de aprender a hacer algo... es haciéndolo

La insulina es vida

Teresa tiene 56 años, es psicóloga clínica, está casada y tiene dos hijas en edad casadera o poscasadera, a decir de ella. Vive con diabetes desde hace 10 años y es mi paciente desde hace dos. Durante ese tiempo ha mejorado su forma de comer y ha tomado diferentes medicamentos en diversas combinaciones, pero a pesar de todo lo anterior, no ha logrado mantener en niveles adecuados su glucosa. Poco a poco ha visto con mucha tristeza cómo su salud se deteriora, cómo ha disminuido su energía para realizar las actividades habituales y también cómo ha desaparecido su forma positiva y alegre de enfrentar la vida.

Una constante de Teresa ha sido no querer usar insulina. En cada consulta le he explicado de muy diferentes maneras la necesidad de utilizarla para lograr un buen control de su enfermedad. Le presenté a pacientes que la usan para que le comentaran sus beneficios. He tratado de desvanecer los mitos alrededor de la insulina. Le indiqué que su páncreas ha envejecido y que la cantidad de insulina que produce es cada vez menor, por lo cual ya no son suficientes los medicamentos que toma y su buena alimentación para que sus niveles de glucosa se mantengan en niveles adecuados. Le insistí que esto era tan natural como las canas que adornan mi cabeza, sin embargo, su respuesta siempre fue la misma: *No*, sin mayor explicación, simplemente, *no*.

Una tarde Teresa llegó a mi consultorio con los resultados de sus análisis de laboratorio en la mano. Los puso sobre el escritorio y me dijo, decepcionada:

"Soy un fracaso. Estos estudios están cada vez peor e igual de peor me siento. No sé qué pasa conmigo: ya dejé los refrescos, no como porquerías, jamás he dejado de tomar los medicamentos y aún así cada día estoy más cansada. Todas las tardes tengo la necesidad de acostarme a dormir, por lo menos media hora, para poder terminar el día de una manera más o menos decorosa. A pesar de dormir, cada vez tengo menos energía y quizás hasta menos ganas de vivir."

Sus ojos se llenaron de lágrimas y así, empapados de tristeza, pero con una esperanza escondida, me miraron al tiempo que ella me decía:

"Creo que ha llegado el momento de empezar con los piquetes de insulina."

Después de múltiples consultas telefónicas y muchas dudas resueltas, pasó un mes y con ello llegó su nueva consulta. Al entrar al consultorio, Teresa me mostró los resultados de sus niveles de glucosa que tomó durante el mes y, sonriente y satisfecha me dijo lo siguiente:

"Por fin mi azúcar está dentro de los límites adecuados. No pensé que esto pudiera ser posible. La insulina me devolvió la alegría, me devolvió la energía, me devolvió la vida. ¡Doctor, la insulina es vida!"

⋅̣̇⋅ Para que lo sepas

Éstos son cinco mitos sobre la insulina:

Mito 1. *La insulina causa ceguera.*
Falso. La causa de ceguera es la diabetes cuando está mal controlada y la aplicación tardía del tratamiento con insulina cuando ya existen las complicaciones.

Mito 2. *La insulina es extraída de cadáveres.*
Falso. Se dice que es humana porque es idéntica a la que producimos los seres humanos. La insulina se obtiene mediante complejos procesos de ingeniería genética que provocan que bacterias u hongos la produzcan.

Mito 3. *No importa el sitio de aplicación.*
Falso. Su aplicación es subcutánea en el tejido graso. No debes aplicarla intramuscular ni debajo de la piel como si fuera una vacuna. Puedes inyectarla en abdomen, brazos, piernas o nalgas. Tu médico o educador en diabetes te enseñarán la técnica adecuada y cada cuándo cambiar el sitio de aplicación.

Mito 4. *Al aplicar insulina puedes comer de todo.*
Falso. Debe haber un equilibrio entre lo que comes y el ejercicio que realizas, con las unidades de insulina que te aplicas. Si no aprendes a encontrar este equilibrio, los niveles de glucosa pueden aumentar o disminuir peligrosamente; incluso puedes subir de peso. No olvides que la alimentación adecuada es el factor más importante en el control de la diabetes.

Mito 5. *Todas las insulinas son iguales.*

Falso. Existen insulinas que inician su acción de forma casi inmediata a su aplicación y hay otras que inician su acción a las dos horas. La acción de algunas dura cuatro horas y otras duran más de 24 horas. La técnica de aplicación es la misma, pero su preparación y conservación puede ser diferente.

Sólo está vencido el que deja de luchar.

Mi amiga la doctora

Cuando doña Julia llegó a su primera consulta caminaba con torpeza, lentitud e inseguridad, a pesar de la ayuda de su marido y de un ligero bastón de aluminio. Era de baja estatura y delgada. Su pálida tez y su cabello negro y corto, bien peinado con gel, la hacían parecer menor a sus 62 años de edad. Me dijo con su lento hablar:

"Me lo han recomendado mucho. Vengo con la ilusión de una quinceañera que espera su fiesta de cumpleaños. Sé que usted me quitará todos los problemas que me causa esta canija diabetes. Por eso fui al laboratorio y les pedí que me tomaran todos los estudios que necesitaba."

Procedí a revisar los estudios de laboratorio, donde detecté que sus riñones ya no funcionaban bien ya que la urea, el nitrógeno ureico, la creatinina y el ácido úrico se encontraban muy elevados; además, en su examen general de orina las proteínas estaban muy altas (tener más de 300 mg/dl de proteínas en orina se llama proteinuria).

Al explorar sus pies encontré todos los datos de una neuropatía diabética; incluso deformidad en ambos, lo cual explicaba su dificultad para caminar.

Ese día doña Julia cumplía cinco años de vivir con diabetes. Durante todo ese tiempo había tomado el mismo medicamento que le recetó una doctora muy amiga suya.

Desde entonces, había visitado a quién sabe cuántos médicos, a quienes dejó de acudir cuando intentaron cambiarle ese medicamento. Ella me comentó:

"Nunca olvidaré que mi amiga, la doctora, me dijo que ese medicamento es para toda la vida."

Le expliqué a doña Julia y a su marido que todo lo anterior eran complicaciones de una diabetes mal controlada. Les propuse algunos cambios en su alimentación para ayudarla a nivelar su glucosa en sangre y evitar la evolución del daño en sus riñones.

También le di los datos de un ortopedista para que valorara su neuropatía diabética y pudiera volver a caminar con más libertad y menos dolor. Todo iba de maravilla hasta que les comenté que tenía que modificar el medicamento que tomaba, ya que no era el adecuado para ella. Tampoco le ayudaba a nivelar su glucosa y además estaba contraindicado para pacientes que ya tenían problemas en los riñones.

Al oír lo anterior, la cara pálida de doña Julia se tornó roja y me contestó:

"Doctor, yo puedo decirle a mi amiga la doctora que le llame por teléfono para que le diga por qué no puedo dejar de tomar este medicamento."

Yo estuve de acuerdo, pero ni su amiga la doctora me llamó ni doña Julia volvió a su siguiente cita.

Lamentablemente, cerca de un año después me enteré de que doña Julia había fallecido por insuficiencia renal secundaria a una nefropatía diabética.

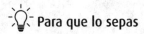 **Para que lo sepas**

Sobre los medicamentos para la diabetes, considera que:

- Son muchos y de acción muy diversa.
- Sólo pueden ser recetados por el médico y de manera individual, es decir, no hay dos pacientes iguales.
- Deben modificarse o combinarse de acuerdo con el control de los niveles de glucosa y de la hemoglobina glucosilada A1c que se registren.
- Si funcionan en algún momento no significa que lo hagan para siempre.
- Realizar el automonitoreo de glucosa permite confirmar si tienen el efecto apropiado sobre los niveles de glucosa.
- Informarse sobre su modo de acción, la forma más adecuada de tomarlos y sus probables reacciones secundarias ayuda a que tengas un mejor control.
- Si tomas muchos medicamentos es de utilidad elaborar una lista con las dosis y los horarios en que debes tomarlos y enseñársela a tu médico en cada visita.
- Tómalos con regularidad e informa a tu médico sobre los resultados del automonitoreo de glucosa. Él te indicará si el medicamento y la dosis son correctos.
- Siempre debes acompañarlos con los mejores hábitos, una alimentación adecuada, actividad física y una actitud positiva.

En la vida no hay premios o castigos,
hay consecuencias.

Romper el círculo

Eran las 11 de la mañana cuando doña Rebeca llegó a su primera consulta. No pudo llenar la historia clínica porque no traía sus lentes y Juan, su pareja desde hacía diez años, también los olvidó. Al entrar al consultorio me dijo en voz baja:

"Tengo 81 años, pero él cree que tengo 71 –y en voz alta continuó–: tengo cuatro hijos, 15 nietos y seis bisnietos, pero ninguno de ellos quiso acompañarme. Soy enfermera jubilada y sé mucho sobre diabetes; he vivido con ella desde hace 25 años. Sin embargo, a últimas fechas mi azúcar sube y baja sin control. Me siento demasiado cansada; no puedo ni quiero salir de mi casa. Además, ya no tengo dientes, no puedo cerrar las manos por lo hinchadas que están, me duelen las piernas y todo el día tengo calambres. No como casi nada y, vea, lo gorda que estoy. No me queda la ropa y parezco retrato: siempre con el mismo vestido. Siento que estoy en el final de mi vida."

El tratamiento que doña Rebeca recibía hasta ese instante consistía en dos tipos de insulina: una de acción intermedia (NPH), 25 unidades antes del desayuno y 12 unidades antes de la cena, además de otra de acción ultra rápida, siete unidades antes del desayuno, tres antes de la comida y tres antes de la cena. En el departamento de nutrición de su clínica de salud le ordenaron un plan de alimentación que consistía en tres comidas y tres colaciones cada día. Todo esto era estrictamente obligatorio. Las colaciones eran a las once y media de la mañana, seis de la tarde y dos de la mañana. Doña Rebeca, quien era muy ordenada, obedecía al pie de la letra las órdenes médicas y de alimentación.

Transcurría la consulta cuando en su frente aparecieron algunas gotas de sudor y me dijo:

"Doctor, empiezo a sentirme mal. Voy a comer mi colación."

De inmediato, Juan sacó de su portafolio un plátano y un yogur y los puso sobre el escritorio. Le solicité a mi paciente que me permitiera medir su nivel de glucosa antes de que comenzara a comer. Ella me contestó:

"¿Para qué?, ¿para qué? Nada más como esto y voy a sentirme mejor."

No obstante, procedí a la toma de glucosa y encontré que sus niveles estaban en 54 mg/dl. Tomó su colación y en algunos minutos se recuperó.

Le expliqué lo que sucedía en su organismo: con las dosis de insulina que se aplicaba, su glucosa bajaba a tal grado que tenía que comer para no sentirse mal. Al comer sus colaciones los niveles de glucosa se elevaban, razón por la que su médico le ordenaba en cada consulta que se aplicara más unidades de insulina. Por otro lado, en el departamento de nutrición le indicaban más colaciones para que no le bajara la glucosa. Ella estaba inmersa en un círculo perverso: más insulina y, por tanto, más alimentos. Esto provocaba un mal control de su diabetes que le creaba complicaciones y la hacía subir de peso.

Después de un tiempo y algunas consultas, doña Rebeca me comentó:

"Estoy tan bien que solamente utilizo una tercera parte de las unidades de insulina que cuando lo conocí. Como las colaciones por placer y no por necesidad. Mis niveles de glucosa ya no suben y bajan sin control. Casi no me duelen las piernas y lo mejor es ya me queda mi ropa.

"Ahora sé más sobre diabetes y al romper el círculo en el que me encontraba por fin soy libre para disfruta junto con Juan de esta oportunidad de vida."

💡 Para que lo sepas

Las personas con diabetes tipo 2 o gestacional pueden llegar a necesitar insulina como parte de su tratamiento, sin embargo, es indispensable para todas las personas con diabetes tipo 1 desde su diagnóstico.

El riesgo del tratamiento con insulina es la hipoglucemia. Para evitar que se presente debe haber equilibrio y armonía entre las unidades de insulina aplicadas con la comida y el ejercicio. Es importante conocer los tiempos de acción de las diferentes insulinas que puede recetar el médico.

Tabla 8. Tiempo promedio de acción de la insulina.

Tipo de insulina	Inicio de acción	Acción máxima	Duración de acción
Ultrarrápida	5 a 15 minutos	1 a 2 horas	3 a 4 horas
Rápida o regular (R)	30 a 60 minutos	2 a 4 horas	6 a 8 horas
Intermedia (NPH)	1 a 2 horas	4 a 12 horas	12 a 18 horas
Prolongada	1 a 2 horas	Constante	24 horas

Algunas recomendaciones para la aplicación de insulina:

- Si te aplicas la insulina de acción ultrarrápida, debes comer de inmediato.
- La acción de las insulinas de acción rápida y ultrarrápida se evalúa al medir la glucosa dos horas después de comenzar a comer.
- La acción de la insulina de acción prolongada se evalúa al medir la glucosa antes de los alimentos.

- Por sus tiempos de acción, la insulina de acción interme- dia es la que tiene el mayor riesgo de causar una baja en la glucosa o hipoglucemia.
- Cada persona requiere dosis y combinaciones diferentes de insulinas.
- La insulina que no está en uso debe almacenarse en la parte baja del refrigerador.
- La insulina no tiene que congelarse. Si esto sucede, debes desecharla.
- La insulina de acción intermedia es lechosa (no transpa- rente). Antes de aplicarla rótala con delicadeza (no la agi- tes) para que se vuelva homogénea.
- Saca la insulina del refrigerador 20 minutos antes de apli- cártela para evitar que te arda.
- Toda persona que utiliza insulina debe ser experta en el automonitoreo de glucosa y llevar siempre consigo su glucómetro.
- Es responsabilidad de quien utiliza insulina llevar un distintivo, cadena o pulsera que la identifique como una persona que vive con diabetes y que utiliza insulina. Esta medida permite que pueda recibir apoyo en caso de hipo- glucemia.
- No hay que tenerle miedo a la insulina; hay que tenerle respeto.
- No es malo utilizar insulina; lo malo es utilizarla dema- siado tarde.
- No modifiques las dosis de insulina por tu cuenta. Con- sulta siempre a tu médico.

Pena compartida es media pena
y alegría compartida es doble alegría.

Sentirme así no es vida

Nunca olvidaré aquella consulta en la que conocí a Salvador. Sentado frente a mí con la mirada perdida y el rostro sin expresión era un hombre de 50 años de edad con evidente sobrepeso. Su abundante, corto y negro cabello contrastaba con su largo y blanco bigote. De ambos brotaba una cantidad de sudor que parecía interminable, como si se encontrara en un baño sauna. Sentada a su lado estaba su esposa Estela, una joven mujer que al inicio pensé que era su hija. Era muy delgada, tenía el cabello largo y lacio, color zanahoria. Con una sonrisa nerviosa me dijo:

"Salvador es diabético desde que nos casamos, hace 12 años. Conduce un taxi, por lo que no come a sus horas. Aunque le mando comida, siempre la regresa en la misma bolsa en la que se la llevó. A veces no come nada en todo el día por el exceso de trabajo y a la espera de cenar con sus hijas. Pero eso sí: nunca deja de tomar sus medicamentos para la diabetes –continuó Estela–. Se lo traje ahorita de urgencia y sin cita porque se siente muy cansado, sólo tiene ganas de dormir, suda frío y le duele mucho la cabeza. Así se pone de tres a cuatro veces por semana y mejora cuando se sienta a cenar. Yo le digo que esto es muy peligroso, que si se duerme en el trabajo puede chocar o atropellar a alguien."

De inmediato procedí a medir su nivel de glucosa y el resultado fue 48 mg/dl, de manera que el diagnóstico fue muy sencillo: hipoglucemia o bajo nivel de glucosa en sangre. Di a Salvador unas tabletas de glucosa para normalizar sus niveles y a continuación le expliqué que, para evitar que esto volviera a suceder, debía medir sus niveles de glucosa por lo menos una vez por día y en cualquier momento si se sentía extraño o mal, comer siempre tres veces por día y a sus horas y reportarme los resultados de las mediciones de glucosa para ajustar las dosis de sus medicamentos.

Salvador, que hasta ese momento no había pronunciado una sola palabra, me dijo en voz muy baja y con una leve sonrisa: "Gracias, doctor, así lo haré porque sentirme así no es vida."

Antes de saber cuál es
tu alimentación adecuada
es normal intentar realizar
algunas dietas disparatadas.

La regla de los 15

Ramón llegó a su primera consulta acompañado por su esposa, Rocío. El contraste entre ellos fue evidente: ella era delgada, de cabello corto, peinada con gel y vestida de manera sobria y elegante. Ramón tenía un sobrepeso importante, era de baja estatura y su cabello era lacio y largo, y no podía estar más despeinado. No olvidaré su pantalón corto y floreado, sus zapatos blancos, las calcetas con rayas de colores, su camisa blanca y la corbata con rayas similares a las de sus calcetas. Al revisar la historia clínica pregunté cuál era el motivo de su visita. Rocío contesto al punto:

—Ramón vive con diabetes desde hace 25 años y no entendemos por qué antes su glucosa en sangre estaba siempre muy elevada. El médico y yo lo regañábamos por ese motivo, pero desde hace alrededor de dos años su azúcar en sangre sube y baja cada vez más. Ya me ha dado varios sustos. Se pone pálido, suda frío y se marea. No entiendo lo que quiere decirme.

"Cuando se pone así no puede ni medirse la glucosa con su aparato. Se la tomo yo y ha llegado a bajarle hasta 38 mg/dl. Le doy un refresco y a los 15 o 20 minutos ya se siente normal, pero cuando vuelve a medir su glucosa, la tiene altísima. Ya se lo dije al doctor muchas veces y no le cambia los medicamentos; sólo le dice que coma más frutas. Además ha subido de peso. Estoy desesperada con lo que le pasa a mi marido."

Pregunté a Ramón qué opinaba y sólo contestó que cuando le bajaba el azúcar sentía que se moría.

—No quiero que vuelva a sucederme –me dijo angustiado y yo le comenté:

—Es importante para las personas con diabetes aprender a mantener los niveles de glucosa dentro de los límites adecuados. Cuando la glucosa se mantiene alta, se relaciona con la presentación de las complicaciones crónicas de la diabetes, como la generación de problemas en las arterias y en los nervios del organismo.

"Una complicación aguda o súbita provocada por la insulina y los medicamentos para la diabetes es cuando la glucosa en sangre es menor a 70 mg/dl o hipoglucemia. Usted convive con ambas complicaciones, lo cual incrementa, entre otras muchas cosas, el riesgo de que sufra un infarto al miocardio. Para que disminuyan esos riesgos y deje de vivir con miedo a padecer otra hipoglucemia, es importante que encuentre un equilibrio entre lo que come, lo que se ejercita y los medicamentos que utiliza. El automonitoreo de glucosa es la herramienta ideal para saber si los cambios que va a realizar son los correctos y para ayudarlo a hacer los ajustes necesarios.

Entre Ramón, Rocío y yo establecimos los objetivos para sus niveles de glucosa. Asigné a Ramón cuatro tareas que le ayudarían a conocer y reconocer cómo responde su organismo a sus acciones: anotar todos los alimentos que comía y tomaba cada día; medir sus niveles de glucosa en ciertos momentos específicos cada jornada; enviarme a mi correo electrónico las anotaciones y los resultados del automonitoreo a diario; volverse experto en utilizar la regla de los 15 como medida de emergencia para controlar los bajos niveles de glucosa.

Al despedirnos, Rocío me dijo:

—De acuerdo con todo. Lo haremos y se lo enviaremos sin falta.

—El apoyo es importante para encontrar un nuevo y mejor equilibrio –le dije–, pero quien debe hacer todas las tareas es Ramón. Él debe transformarse en el actor principal y en el responsable de su relación presente y futura con su diabetes.

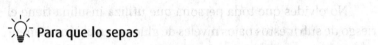 **Para que lo sepas**

La regla de los 15 para controlar la hipoglucemia puede utilizarse para regularizar por momentos los niveles de glucosa en sangre en caso de hipoglucemia o bajo nivel de glucosa, que en una persona con diabetes es igual o menor a 70 mg/dl. Ésta consiste en los siguientes pasos:

1. Medir tu glucosa capilar con tu monitor.
2. Si es igual o menor a 70 mg/dl debes tomar 15 gramos de hidratos de carbono que puede ser una sola de las siguientes opciones: 200 centímetros cúbicos (cc) de jugo de fruta no *light* (natural o envasado), medio vaso o 150 cc de refresco normal, tres sobres de azúcar de cinco gramos cada uno, tres o cuatro tabletas de glucosa o tres cucharaditas de miel. No es recomendable consumir productos con grasa, como chocolate o leche endulzada, porque retrasa la absorción de los azúcares.
3. Después de 15 minutos vuelve a medir el nivel de glucosa capilar.

4. Si la glucosa está por debajo de 100 mg/dl debes repetir desde el paso 1.

El bajo nivel de glucosa puede presentarse en cualquier momento. Si esto te sucede, debes comentarlo con tu profesional de salud para que revise contigo lo que comes, si consumes bebidas alcohólicas, cómo es tu actividad física y los medicamentos que tomas o te aplicas. En su caso, te propondrá los cambios necesarios.

No olvides que toda persona que utiliza insulina tiene el riesgo de sufrir estos bajos niveles de glucosa en algún momento. Lo recomendable es portar una medalla o pulsera que te identifique como una persona que vive con diabetes y que utiliza insulina en su tratamiento. Asegúrate de incluir los teléfonos de emergencia de tu médico y de tu familia.

Por otro lado, recuerda consultar siempre la regla de los 15 con tu profesional de la salud, ya los gramos de hidratos de carbono a tomar en casos de emergencia son individualizados.

La palabra judo significa
"camino de la suavidad".
Después de una intensa nevada,
las ramas fuertes y grandes de un sauce
se vencen y caen por el peso de la nieve,
mientras que las delgadas y flexibles ramas
del bambú se doblan para dejarla caer
y vuelven a su posición original.

Actitudes y asertividad

"¿Por qué a mí?", "¿por qué yo?" son las preguntas más frecuentes que las personas con diabetes se hacen cuando se les diagnostica la enfermedad o cuando se sienten acechadas por las complicaciones de esta condición, ya que les parece injusto tener que cargar con esta compañera inseparable por el resto de su vida.

Cuando inicas con la diabetes tipo 2 puedes sentirte como una víctima inocente de la genética, del destino o de la mala suerte, como una víctima que paga las consecuencias de su mala alimentación, de su vida sedentaria o de su estilo de vida erróneo o una combinación de lo anterior.

Los sentimientos negativos que se generan al decir o pensar "¿por qué a mí?, ¿por qué yo?", provocan actitudes negativas hacia ti mismo, los demás y la enfermedad misma. Para manejar en forma adecuada estos cuestionamientos tienes que estar convencido de que no importa si fue por la genética, la suerte, el destino o por tu estilo de vida que hoy vives con diabetes,

Eso es cuestión del pasado y no puedes modificarlo. Lo que en verdad es importante es que actúes hoy sobre tu estilo de vida, alimentación, actividad física, automonitoreo, educación en diabetes y, sobre todo, en tus actitudes hacia ti mismo y quienes te rodean; solamente de ti depende el camino que tome la enfermedad, que puede ser el del control y la estabilidad, o bien, el de las consecuencias negativas. Para llevar tu enfermedad debes mejorar tus actitudes, esto significa que debes aprender a ser asertivo.

Ser asertivo es tener la capacidad para desear, sentir, decir y hacer lo que quieras o debas, *sin sentir culpa* en el momento adecuado, pero sin herir los sentimientos de las demás personas.

La asertividad se aplica cada día en todas nuestras actividades y nos ayuda a establecer una comunicación satisfactoria con los demás, para ofrecer y recibir mensajes, sentimientos, creencias y opiniones de manera oportuna y respetuosa. Nos permite aceptar, manejar y solucionar nuestros sentimientos y emociones negativas como la agresividad, la ira, la violencia, la pasividad, el miedo, etcétera, de forma apropiada. Recuerda que es normal y deseable que se presenten en ti todas esas sensaciones ante la presencia de una enfermedad incurable.

La asertividad también te permite tener una visión positiva de la vida, sentirte un ser humano único y tener claros tus derechos y responsabilidades.

Para ser asertivo debes tener presentes los siguientes puntos:

- *Conciencia social.* No estás solo, vivir con otros tiene ventajas y desventajas.
- *Autoestima.* Es el amor a ti mismo. Es necesario quererte y respetarte para llevar a cabo lo que deseas.
- *Límites.* Ser realista al buscar tus objetivos.
- *Libertad.* Puedes cometer errores, pero hay que aceptarlos y corregirlos.

Lo anterior te permitirá:

- Comunicar tus ideas, pensamientos y sentimientos de una forma clara, sencilla y sin temor.
- Tomar decisiones adecuadas.
- Resolver los imprevistos de la mejor forma.
- Mantener relaciones sociales nutritivas.
- Tener confianza en tu propio juicio.
- Defender tus derechos, argumentos e ideas.
- Escuchar a los demás y respetar sus razones.
- Aceptar tus errores como normales y volver a intentarlo.
- Respetarte y respetar a los demás.
- Mostrar quién y cómo eres.
- Tener actitudes positivas.
- Tomar distancia de la ira, la violencia, la agresividad y la pasividad.
- Expresar una conducta tolerante, comprensiva y moral.
- Tener una sensación interior de satisfacción y realización personal y, con ello, un mejor control de tu enfermedad.

La persona asertiva que vive con diabetes se informa sobre su enfermedad, anima a otros a tomar el control de su salud, respeta las decisiones de los demás, comete errores, sin embargo, se perdona y vuelve a intentarlo, otorga y se da a sí mismo nuevas oportunidades y sabe que es la única responsable de la evolución de su enfermedad. Además, sabe que tiene derecho a ser escuchada, cambiar de opinión y de médico, elegir, cometer errores, pedir lo que necesita y decir que *no* si no quiere algo.

Tú eres asertivo si actúas de las maneras siguientes:

- Te expresas con libertad.
- Eres respetuoso contigo mismo, no te culpas por el pasado y aprendes de él.
- Respetas a los demás y los alientas a crecer juntos.
- Te comunicas en forma directa, adecuada y franca.
- Eres honesto.
- Encuentras el momento y el lugar apropiados para decir las cosas.
- No eres visceral en tus actos, comentarios y respuestas.
- Sabes escuchar y comprendes lo que los demás quieren transmitirte.
- Eres positivo y proporcionas retroalimentación positiva a los demás.
- Aceptas tus limitaciones, pero no las imposiciones.
- Miras a las personas de manera directa.
- Tratas de ser lo mejor que puedes ser.

Cómo ser asertivo

Sin duda no es fácil mejorar tus actitudes ya que son el resultado de tus experiencias en la vida, pero con pequeños cambios obtendrás grandes beneficios en tu autoestima, tu relación con los demás y tu control glucémico.

Para ser asertivo debes trabajar con sinceridad, intensidad y honestidad contigo mismo para que en verdad te conozcas. Debes analizar y evaluar tus conductas y sentimientos respecto de ti mismo, tu enfermedad y las personas que te rodean y con ello aprenderás a mejorar tus actitudes y respuestas.

También debes aprender a negociar con los demás para lograr que todos ganen; por supuesto, también tú, y para lograrlo debes saber lo que quieres, ser justo, pedir con claridad lo que necesitas, mantener la calma y aceptar y expresar elogios y críticas. El siguiente escrito te ofrece una perspectiva para que tú elijas si quieres seguir siendo el hijo de tu pasado o transformarte en el padre de tu futuro.

El elefante puede levantar un peso enorme con su trompa sin dificultad. Sin embargo, ¿has notado cuando vas al circo que estos enormes animales permanecen tranquilamente atados a una débil estaca?

Cuando los elefantes son jóvenes y aún débiles, los atan con una fuerte cadena a una estaca fija. Sin importar cuánto luchen por liberarse, les es imposible romper la cadena o arrancar la estaca. Tampoco importa lo fuerte y grande que el elefante llegue a ser: él sigue creyendo que no puede liberarse mientras tenga la pata amarrada y vea la estaca junto a él.

Muchas personas adultas e inteligentes son como los elefantes del circo: sus acciones y pensamientos están atados y no se mueven más allá de donde les permiten las limitaciones que les han sido impuestas o que ellas mismas se impusieron.

Anónimo

Conoce tu diabetes y aprende a controlarla.
Decídete ahora mismo a desenterrar las
estacas y a romper las cadenas que te atan.
¡Conviértete en la persona que puedes y quieres ser!

Para que lo sepas

Analiza cuál es tu actitud ante las siguientes aseveraciones y pon una X en sí o en no, de acuerdo con tus respuestas de costumbre. Las frases marcadas con AA te proponen alguna actitud asertiva correspondiente.

¿Hablar sobre dietas te causa angustia?
Sí _____ No _____
AA: Voy a informarme sobre los diferentes tipos de alimentación.

¿Al preguntarte si vives con diabetes, lo niegas y te alteras?
Sí _____ No _____
AA: Acepto mi enfermedad y no la oculto.

¿Sientes que la diabetes es una maldición?
Sí _____ No _____
AA: Siento que la diabetes es una oportunidad para poner mi vida en orden.

¿Consideras que no vale la pena monitorear tu glucosa?
Sí _____ No _____
AA: Pido ayuda para aprender a usar el monitor de glucosa.

¿Si fallas en tu control glucémico te deprimes y sigues fallando?
Sí _____ No _____
AA: Sé que fallar es humano, pero voy a tratar de no vivir en el error.

¿No comer adecuadamente te hace sentir muy mal?

Sí _____ No _____

AA: Comeré, con placer y sin culpa, lo extraordinario en un momento extraordinario.

¿Sientes como agresión los consejos o comentarios?

Sí _____ No _____

AA: Voy a agradecer a la gente que me quiere por sus consejos y comentarios.

¿Tratas de imponer tus criterios y si no lo logras te enojas?

Sí _____ No _____

AA: Voy a tratar de aprender de las experiencias de los demás.

¿Crees que siempre tienes la razón?

Sí _____ No _____

AA: Lo cierto es que no soy perfecto y mi vecino tampoco; entonces, negociemos.

¿Gritas y te alteras si las cosas no salen como tú quieres?

Sí _____ No _____

AA: Voy a tener mucha paciencia. El que persevera, alcanza.

¿Sientes que no tienes el control de tu vida?

Sí _____ No _____

AA: De paso en paso se llega lejos. Voy a arreglar mi vida poco a poco.

¿Eres agresivo y culpas a los demás por tus fallas?

Sí _____ No _____

AA: Sólo yo soy el responsable de mis actos. Me trataré como si fuera mi mejor amigo.

¿Crees tener la capacidad de perdonar y de perdonarte?

Sí _____ No _____

AA: Voy a sacar de mi vida el pasado doloroso para dejar lugar para el presente. Cambiaré el resentimiento por la aceptación.

> *El pasado fue y el mañana será.*
> *Sólo el hoy te pertenece.*

El debut de la diabetes tipo 1

Imagina que conduces tu auto en una transitada carretera. Es una noche lluviosa de viernes. Te diriges a casa después de un día de trabajo y dispuesto a disfrutar con tus seres amados de todo un fin de semana, de repente sientes que el volante del auto no te responde. Lo mueves para uno y otro lado, y el carro sigue de frente sin obedecerte. Qué sensaciones de miedo, incertidumbre y angustia te invadirían al saberte sin el control de tu vehículo. Ahora imagina la misma escena, sin embargo, en lugar de que te falle el volante del auto te llaman por teléfono para anunciarte que tu pequeño hijo tiene diabetes tipo 1. Imagina ese momento con todos sus sentimientos y sensaciones.

Apenas ayer mi vida y la de mi familia eran toda tranquilidad y estabilidad y hoy me dicen, así nada más, que mi pequeño de cinco años tiene una enfermedad incurable. Estoy destrozado. No es justo, ¿qué voy a hacer? ¡Pobrecito! ¿Qué va a ser de su vida? Todo se acabó. ¿Es posible que el diagnóstico esté equivocado? El médico es muy joven...

Estas palabras llenas de sentimiento son las que se escuchan decir una y otra vez a los padres de un enfermo recién diagnosticado con diabetes tipo 1. Éste es el debut de una familia enferma de diabetes tipo 1. No digo el debut del nuevo enfermo, ya que el diagnóstico de diabetes tipo 1 generará cambios necesarios e importantes en la dinámica familiar y de ellos depende en gran medida el buen control de la enfermedad.

Entonces la familia deberá:

- Respetar los horarios de los alimentos.
- Modificar las compras de víveres en el supermercado.
- Ofrecer tiempo y paciencia para aprender a utilizar el monitor de glucosa.
- Aprender qué hacer en caso de una baja de glucosa.
- Acompañar al paciente a sus consultas con el médico, el nutriólogo o el educador en diabetes.
- Amar y apoyar al paciente, pero no consentirlo más que a cualquier otro miembro de la familia.
- Permitirle hacer todo lo que pueda y deba hacer el paciente, pero siempre hay que supervisarlo.
- Dejar de preocuparse por el futuro y actuar hoy.

En el debut familiar de la diabetes tipo 1 los enfermos suelen ser niños o adolescentes y tienen poca o ninguna experiencia previa con la enfermedad, por lo que no saben de entrada qué sucede y sufren al ver la gran angustia y ansiedad de sus padres, quienes llevan la carga emocional más importante generada por las dudas sobre un diagnóstico verdadero, la incertidumbre sobre el futuro de su hijo, la culpa por pensar que hicieron algo incorrecto, la ansiedad por los cambios en las rutinas, ignorar si tendrán la capacidad para realizar los cambios necesarios, el agobio económico por los gastos no planeados, las opiniones de familiares y amigos, la desesperanza ante lo injusto de la vida, etcétera.

Esta nueva realidad provoca miedos y dudas en el enfermo y en sus padres, acompañados de una serie de sentimientos que van desde una ligera ansiedad hasta una profunda depresión, pasando por sentimientos de compasión, angustia, tristeza, rabia, incertidumbre, etcétera, de acuerdo con la percepción que cada uno de ellos tenga sobre esta enfermedad. Sin duda, la vida del enfermo y su familia ya no será la misma que antes del diagnóstico. Todos los hechos de su existencia estarán marcados con un antes y un después.

En circunstancias ideales, la información adecuada fluye poco a poco y llega la calma. El camino emprendido desde el debut de la enfermedad es largo, difícil y doloroso, pero necesario para llegar a la aceptación de esta nueva realidad en la rutina familiar. La diabetes será aceptada como la compañera inseparable para siempre, lo cual permite implementar los cambios necesarios para lograr un buen control de esta condición lo más pronto posible para evitar o retrasar la presentación de sus complicaciones agudas y crónicas, además de permitir el crecimiento y el desarrollo normal del enfermo.

Al final del debut la diabetes toma su justa dimensión. No es algo sin importancia, pero tampoco es el fin del mundo.

Los padres tienen que saber de qué tipo de diabetes se trata, informar a los maestros en persona sobre la condición de su hijo y también a sus amigos para que puedan ofrecer su apoyo, perderle el miedo a la insulina, conocer cuáles son los tipos de alimentos y sobre todo los carbohidratos apropiados para su consumo, buscar apoyo en su médico, educador en diabetes, asociaciones, etcétera y participar en grupos de padres que ya pasaron por este trance.

Conocer la información de supervivencia implica saber cuáles son los niveles normales de glucosa y volverse expertos en su monitoreo, reconocer las complicaciones agudas y saber qué hacer en caso de hipoglucemia (bajo nivel de glucosa). Los padres deben tratar al enfermo como a sus demás hijos, procurar que los nuevos hábitos de vida y alimentación sean para toda la familia, ser el apoyo fundamental de su hijo, vivir con esperanza y no permitir que esta nueva realidad impida que toda la familia disfrute a plenitud cada momento de la vida.

Ejercicio
Algunas preguntas del debutante

¿Por qué yo?
A diferencia de la diabetes tipo 2, la diabetes tipo 1 no se desencadena porque hayas comido muchos dulces o azúcar, porque tienes sobrepeso u obesidad o por no haber hecho ejercicio. Nada tiene que ver tu estilo de vida o el de tu familia con su aparición. Aún no se sabe a ciencia cierta la causa de esta enfermedad.

¿Podré tener hijos?, ¿jugar futbol? ¿comer lo que me gusta?
Si tomas las precauciones necesarias y cuentas con la asesoría adecuada, podrás y deberás llevar una vida como la de cualquiera de tus amigos.

¿Cuál es el tratamiento?

Tu médico te indicará el tratamiento apoyado en tu educador en diabetes y tu nutriólogo. El cual consiste en inyecciones de insulina (poco o nada dolorosas) y una alimentación apropiada. Sin duda, recibir educación en diabetes permitirá que tú y tu familia tomen decisiones informadas. La educación terapéutica los ayudará a que mejoren sus actitudes hacia la enfermedad y desarrollen sus habilidades de automonitoreo, aplicación de insulina, etcétera. Así tendrás un buen control glucémico y metabólico para evitar o retrasar las complicaciones de la enfermedad y lograrás disfrutar de una vida plena. El mejor tratamiento se llama educación en diabetes.

¿Qué debo aprender a hacer?

Cómo aplicarte insulina y cada cuándo; cómo medir tus niveles de glucosa y qué hacer con esos resultados; qué comer y a qué hora; cuáles son las medidas adecuadas antes, durante y después de practicar deporte y cómo vivir a plenitud con tu nueva compañera éstas son, entre muchas otras cosas las que aprenderás a hacer poco a poco.

¿Se cura, se contagia?

No, la diabetes no se cura ni se contagia, pero existen los conocimientos necesarios sobre la enfermedad y los medicamentos para controlarla.

¿Podré ir a la escuela?

Claro que sí. Tener diabetes tipo 1 no debe impedir ninguna actividad que hacías antes de que se presentara. Tú y tu familia tendrán que convertirse en expertos en el control de la enfermedad para que enseñen a tus profesores lo que deben hacer ante determinadas complicaciones de la enfermedad y de su tratamiento.

¿Mis padres son culpables?
No es culpa de nadie. La diabetes tipo 1 no tiene carga genética y no es prevenible de ninguna forma. Ayúdalos a que no se sientan culpables y a que superen lo antes posible ese sentimiento que les corroe el alma.

¿Qué es luna de miel?
Es un periodo transitorio de remisión de la hiperglucemia. Significa que la glucosa vuelve por sí sola a sus niveles normales una vez que la diabetes ha sido diagnosticada. Puede suceder de uno a seis meses después del diagnóstico y puede durar dos o más años, aunque después vuelve a presentarse.

> *Placer es saborear al mismo tiempo*
> *el sudor del trabajo*
> *y las lágrimas de felicidad.*

Huye de los mercaderes de la salud

De la misma manera que los conquistadores españoles ofrecían espejos a cambio de metales y piedras preciosas a los indígenas de la Nueva España, ahora los mercaderes de la salud ofrecen curas para enfermedades incurables a cambio del preciado dinero de sus víctimas.

Así como los indígenas se dejaron deslumbrar por aquel mágico instrumento que reflejaba las imágenes y que era traído de tierras lejanas, ahora los enfermos son engañados cuando les prometen que al tomar ese té de yerbas chinas, ponerse unos balines coreanos, aplicarse cremas suecas, envolver su cuerpo con vendas tailandesas o ingerir pastillas naturistas de Xochimilco y muchos etcéteras, van a bajar todos los kilogramos que les sobran en tres semanas (sin dieta ni ejercicio) o se curarán de diabetes.

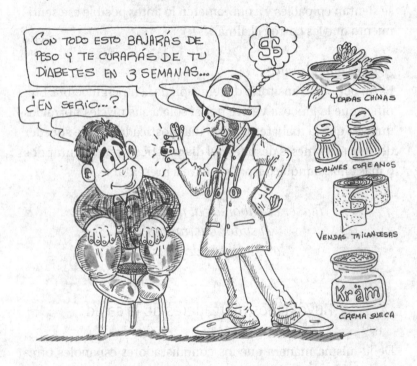

Los mercaderes de la salud se aprovechan de la necesidad de creer que tienen las personas. Ellos saben que la mente humana da por hecho, en automático, que si alguna información está por escrito, entonces tiene que ser verdadera. Ellos abusan de la buena fe y de la ignorancia sobre temas de salud que tiene la población.

Los mercaderes de la salud ofrecen a sus víctimas, sin escrúpulo alguno, todo tipo de curas para casi todas las enfermedades. La parte racional del cerebro dice: "¡Es mentira, no les creas y aléjate!", pero la parte no racional del cerebro aconseja: "¡Tal vez sí funcione!" "¿Qué puedo perder?", para terminar por comprar esos productos con gran esperanza, a la espera de una rápida sanación. Al poco tiempo esto desencadena una gran desilusión y tristeza porque no se obtienen los resultados prometidos. El enfermo se siente defraudado, engañado y robado, además de ser violentado en su intimidad por haber creído en lo increíble. Sobre todo se enoja consigo mismo por haberse dejado engañar.

A los mercaderes de la salud no les interesa tu salud, sino tu dinero. No te dejes engañar ni permitas que la parte no racional de tu cerebro tome decisiones que pueden afectar tu economía y tu salud. Consúltalo con el profesional de la salud a quien más confianza le tengas.

Recuerda que si hubiera algún producto que lograra la reducción de peso o que curara la diabetes, ya no habría gordos ni personas con diabetes en el mundo.

Además, no todo lo que ves en internet es cierto. Existe una infinidad de páginas que hablan sobre la diabetes. Entre ellas están los sitios electrónicos de las asociaciones más prestigiadas del mundo que estudian este tema; de ellos surge la información más actualizada y ética.

También encontrarás información mal intencionada o sin ningún aval científico que puede causarte angustia sobre lo que haces para controlar tu condición o anuncios de esos productos que prometen curarte. Por desgracia hay empresas sin ética ni escrúpulos que generan información sin ningún respaldo científico para arrebatarte tu dinero y hasta tu salud.

-ᗺ̣- Para que lo sepas

A continuación se presetan algunos sitios de internet que cuentan con información ética, actualizada y acreditada sobre diabetes:

Asociación Estadounidense de Diabetes (ADA, por sus siglas en inglés):
<http://www.diabetes.org/es/>.
<http://www.diabetes.org/es/informacion-basica-de-la-diabetes/>.

Asociación Estadounidense de Educadores en Diabetes (AADE, por sus siglas en inglés):
<https://www.diabeteseducator.org/>.

Biblioteca Nacional de Medicina de Estados Unidos. Institutos Nacionales de la Salud:
<http://www.nlm.nih.gov/medlineplus/spanish/diabetes.html>.

Centros para el Control y la Prevención de Enfermedades (CDC, por sus siglas en inglés):
<http://www.cdc.gov/diabetes/spanish/index.html>.

Federación Internacional de Diabetes (IDF, por sus siglas en inglés):
<http://www.idf.org/>.

Federación Mexicana de Diabetes (FMD), A. C.:
<http://fmdiabetes.org/>.

Joslin Diabetes Center:
   <www.joslin.org>.

Si no sabes a dónde quieres llegar,
no sabrás cuando llegues.

Recuperar tu salud

Andrés tiene 56 años y 33 como catedrático universitario. Hace 15 aceptó un trabajo administrativo en la misma institución y ha destacado por su gran capacidad de organización.

Puedo describirlo como alto y corpulento, de escaso cabello y gran barba, sonriente y responsable, divorciado y reservado.

Después del saludo inicial en su primera consulta, Andrés se mantuvo de pie mientras me mostraba los resultados de laboratorio que le habían entregado algunas horas atrás y con voz que demostraba preocupación me dijo:

—Yo no soy médico, pero veo muchos resultados fuera de lo normal. Sé que algo está mal dentro de mí.

Entonces, revisé los estudios y le dije:

—En efecto, tus niveles de glucosa, colesterol, triglicéridos y ácido úrico están elevados. También hay datos que me hacen sospechar que tienes grasa acumulada en el hígado (esteatosis hepática).

Su presión arterial resultó muy elevada. Mientras me escuchaba, Andrés se sentó poco a poco hasta quedar casi recostado sobre la silla. Consternado y en voz baja me dijo:

—He dedicado mi vida a la enseñanza. Adoro mi universidad, pero ahora veo que me he descuidado. No fumo ni tomo bebidas alcohólicas; sin embargo, como de todo y a todas horas. No hago ejercicio desde que estaba en la preparatoria. Duermo poco por preparar clases o calificar exámenes. No me doy tiempo ni para ver a mis hijas, que son lo que más quiero en la vida –entonces me mostró sus manos y dijo–: vea mis uñas, más largas no pueden estar. ¡Me he olvidado de vivir! –después se levantó con impaciencia y me preguntó–: ¿qué debo hacer para recuperar mi salud?

—Para recuperar tu salud primero debes recuperar tu vida, mejorando tu estilo de vida –respondí.

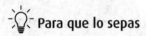 **Para que lo sepas**

Responde las siguientes preguntas para evaluar la manera en que se desarrolla tu vida cotidiana:

Tabla 9. ¿Cómo se desarrolla tu día a día?

Pregunta	Sí	No	¿Cómo puedo mejorar?
¿Mis alimentos son naturales y nutritivos?			
¿Como despacio y tranquilo?			
¿Respeto los horarios de mis alimentos?			
¿Como con placer y sin culpa?			
¿Pierdo el control con algún alimento?			
¿Consumo cigarros, alcohol o drogas?			
¿Realizo 30 minutos diarios de actividad física?			
¿En mi tiempo libre hago lo que me gusta?			

¿Prefiero la televisión o internet a platicar con mi familia?		
¿La prisa es mi ritmo de vida?		
¿Duermo el tiempo suficiente?		

Ahora anota tres objetivos para recuperar tu salud, cómo piensas lograrlos y en cuánto tiempo (deben ser objetivos posibles, a corto plazo y realistas):

1. _____

2. _____

3. _____

Tal vez tengas un buen pretexto
para no cambiar,
pero no hay pretexto que valga.

Ayúdate que Dios te ayudará

Susana es una paciente de 44 años que vive con diabetes desde hace dos y con sobrepeso desde siempre. Es muy alta y se caracteriza por lo desarreglado de su cabello que hace juego con su escaso arreglo personal. Lo anterior pasa inadvertido por la dulzura de su mirada y por sus grandes y negros ojos. Siempre se preocupa por el bienestar de sus cinco hijos y de su marido. No le gusta hacer ningún ejercicio y dice que es fiel amante del pan dulce y los pasteles. No ha logrado bajar de peso ni controlar sus niveles de glucosa.

Recuerdo aquella consulta cuando sus ojos mostraban, además de la dulzura tradicional, una gran esperanza al anunciarme que había optado por dejar la dieta y los medicamentos porque iba a dejar todo en manos de Dios, asistiría a *oraciones de curación*.

Pasaron algunos meses hasta que Susana volvió a consulta porque se sentía cansada, hinchada y con mucho dolor de cabeza. Encontré muy elevada su presión arterial, lo cual era nuevo en ella, y su nivel de glucosa era tan alto que exclamó:

"¡Ahora sí, batí mi propio récord! –dijo con tristeza al pesarla. Ya batí dos récords ¡Dios me abandonó, lo dejé todo en sus manos y me falló", añadió con lágrimas en los ojos.

+escuchar lo anterior, recordé la antigua historia de Juana la creyente y procedí a contársela.

Juana la creyente era una buena mujer que tenía una gran fe en Dios y que asistía todos los días a la iglesia. Un día llegaron a su pueblo las peores tormentas de la época. Llovió durante semanas; los ríos cercanos se desbordaron e inundaron todo a su paso. El pueblo fue evacuado a excepción de Juana la creyente. Ella dijo a sus vecinos que dejaría todo en manos de Dios. Segura de su salvación, Juana rezó, rezó y rezó hasta que el agua cubrió la planta baja de su casa. En esos momentos llegó una lancha para llevársela, pero Juana la creyente contestó que no se iría, que Dios la salvaría y rezó, rezó y rezó, hasta que ya había subido tanto el nivel del agua que Juana tuvo que alojarse en su azotea. Cuando un helicóptero se acercó y le arrojó una cuerda para que subiera, Juana se negó y argumentó que Dios no la abandonaría. Finalmente, Juana murió. Al llegar al cielo y ver a Dios, con gran tristeza, enojo y desilusión Juana le reclamó:

—¡Eres malo, me dejaste morir! –Dios le contestó:

—¿Qué más podía hacer por ti? Primero te mandé evacuar, después te envié una lancha y también un helicóptero para que te rescataran y tú nunca acudiste a mi llamado.

Para finalizar le sugerí que pensara que el ejercicio, la buena alimentación y los medicamentos eran las lanchas salvadoras que le enviaba el Creador para ayudar a sanar su vida. Le dije lo siguiente:

"No debes esperar a que el destino se presente y al final decir 'así lo quiso Dios'. Debes salir al encuentro de tu destino e influir en él para escribirlo junto con el Creador".

Tienes que romper con lo establecido para saber de qué eres capaz, de la misma manera que tienes que romper los huevos para hacer un omelette.

Me siento perdida

Este conmovedor escrito es una carta que me envió por correo electrónico una paciente para pedirme orientación y apoyo.

¡Hola, Doc!

Soy Claudia Cruz, de las hermanas, la menor. Creo que he perdido el camino. Tengo cita con usted en dos semanas, pero ahora estoy de vacaciones y quiero concentrarme en recuperar el control sobre lo que como ya que regresé a mi vieja adicción al azúcar. Por ejemplo, en mi trabajo, para endulzar el café se usa mascabado o algo así, pero el sabor es más fuerte y comencé a consumirlo, ahora le pongo dos cucharadas a mi tacita y olvidé los endulzantes sin calorías. Nada me sacia. Estoy inquieta y de repente me acuerdo de los buenos hábitos de alimentación; pero, bueno, en una palabra, no cumplo la regla de nunca comer alimentos no permitidos en dos comidas seguidas ni por dos días continuos.

Se preguntará qué pienso hacer. Pues según yo quiero anotar lo que como (naturalmente no lo he hecho, jaja). Creo que hasta me da miedo porque estoy muy mal. Es que ya no pienso en lo que debo comer, sólo como lo que hay; en fin, ya me hartó el régimen de comer pocas calorías, lo encuentro sin chiste y entonces, me inquieto y como lo que quiero, algo sabroso y luego los fines de semana dejo de hacer la dieta y cuando quiero regresar mi paladar está muy estimulado y lo que como no me satisface y de repente caigo. ¡Ah! Porque tengo un pretexto: me siento mal, como mareada, cansada, desganada y en automático busco alivio en los dulces, el chocolate o la galletita, aunque integral y todo eso, pero rompo el régimen de alimentación.

¿Qué hago? ¿Sigo intentándolo con bajas calorías o le intento con pocos carbohidratos? ¡Híjole! Creo que la onda está en mi mente y no en la manera de autoayudarme para recuperarme. ¡Ah! Sigo bien con el ejercicio; con eso no tengo mayor problema.

Bueno, le envió un saludo y primero Dios nos vemos pronto.

Mi respuesta a esa consulta vía electrónica fue la siguiente:

Claudia, la hermana menor:

Nadie nos dijo que el camino para mejorar nuestra forma de comer y de vivir fuera fácil, y nadie nos dijo que la vida fuera justa.

Este camino no está pavimentado, tenemos que aplanarlo día a día. Eso es lo que hace que cada mañana al despertar tengamos la convicción de alcanzar nuestros objetivos con confianza y esperanza en que lograremos cuidar nuestro cuerpo y nuestro espíritu al disfrutar y reír, al ejercitarnos y sudar, al leer y analizar, al ayudar y apoyar al necesitado, al comer con placer y sin adicción, al perdonarnos si fallamos y siempre volver a intentarlo, al amar y permitir que nos amen; incluso al llorar y sufrir si hace falta. De esta manera nos transformaremos en las personas que queremos y podemos ser.

Fallar y equivocarnos puede ser muy útil; tomar malas decisiones y caminos cortos que nos llevan al fracaso momentáneo nos permitirá incrementar nuestro arsenal de experiencias de vida.

Nuestra obligación es vivir día a día con alegría, dar y recibir las cosas buenas que la vida nos ofrece y luchar con firmeza y convicción por ser más equilibrados en nuestra forma de comer y vivir. Así seremos cómplices del Creador en un destino mejor para nosotros.

Claudia, debes tomarte tu tiempo y tu espacio. Siempre reencontrarás tu camino.

Disfruta la sensación de poder que te embriaga al saberte capaz de controlar tu forma de comer, al saberte capaz de influir en tu destino.

Los propósitos de Año Nuevo deben iniciar en el Año Viejo

David es un joven de 31 años que ha vivido con diabetes los últimos tres años. Lo recuerdo durante su primera consulta, siempre sonriente y de buen humor. Es de baja estatura; su cabello es escaso, muy corto y canoso, con sus inseparables, gruesos y negros lentes que enmarcan sus alegres y grandes ojos. Viste ropa ajustada que evidencia que su peso es mayor al recomendable.

Está casado con Ruth desde hace seis años y es padre de unas gemelitas de cuatro años. Trabaja con su padre, quien es dueño de una distribuidora de artículos de papelería, lo cual, según me dijo, lo estresa mucho y no le da tiempo de comer a sus horas ni tampoco de hacer ejercicio.

También me comentó sobre sus famosas comidas de los fines de semana con sus tequilitas, cervezas y los postres que él mismo prepara. Asimismo, me platicó sobre los preparativos para celebrar las fiestas de fin de año y me dijo:

—Le prometo que a partir de enero haré todo lo que me ha indicado para controlar esta enfermedad. –Al escucharlo, Ruth lo miró a los ojos y en voz alta, de entre hartazgo y enojo, le reclamó:

—Otra vez con la misma cantaleta de cada fin de año, "en enero empezaré a cuidarme". ¡No es posible! Ya te escucho decir lo mismo el próximo año, "en enero empezaré a cuidarme". Hace tres años iniciaste con la diabetes y prometiste cuidarte a partir de enero. Hace dos años comenzó a subir tu presión arterial y decidiste cambiar a partir de enero. El año pasado te ardían y te dolían los pies y juraste que a partir de enero serías un hombre nuevo. Ahora tienes todo lo anterior, además de que ya hay proteínas en tu orina. El riñón ya te pasa la factura por el mal control de tu diabetes. Estás perdiendo la partida; mejor dicho, estamos perdiendo la partida. Ahora entiendo que la diabetes es nuestra enfermedad y para que en verdad funcionen los propósitos de Año Nuevo debemos iniciarlos en el Año Viejo.

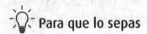 **Para que lo sepas**

Tabla 10. Algunos propósitos de cambio.

Hasta ayer	A partir de hoy
Laxantes	Alimentos naturales
Calmantes	Té de tila
Ruido infernal	Música simple
Quería ser perfecto	Me acepto como soy
Intoxicaba mi cuerpo	No fumo
Sufría mi enfermedad	Acepto mi enfermedad
Me atormentaba el pasado	Disfruto el presente
Me encerraba para jugar con amigos a distancia	Juegos en familia

Tomaba los medicamentos sólo si me sentía mal	Tomo mis medicamentos
Película con palomitas, nachos, *hot dogs*, etcétera	Película con palomitas
El arte de tener a la mano el teléfono de las pizzas	El arte de cocinar
Chatear acerca a los lejanos y aleja a los cercanos	Pláticas en el café
Galletas con doble chocolate y triples calorías	Galletas de la abuelita
Comer frente a la computadora	Comer en familia
La televisión dirigía mí vida	Tengo mi mente activa
Caminaba por necesidad	Camino con placer
Sólo pensaba en la meta	Disfruto el camino
Bebía uno o algunos refrescos	Bebo agua simple
Bebida energizante	Un buen café
Sufría en silencio	Digo lo que siento
Comida rápida	Comida casera

La vida es una fiesta, disfrútala con equilibrio.

Compañera de vida y no enemiga

Cuando conocí a Mariana, hace poco más de un año, ella consideraba que su diabetes era su enemiga. Hablaba todo el tiempo acerca de los alimentos que no podía comer y sobre la gran culpa y sufrimiento que le provocaba darse cuenta de que había comido todos los alimentos que sabía que no debía consumir. Desde que le diagnosticaron la diabetes, Mariana ha visitado a cinco médicos diferentes y ha tomado con puntualidad inglesa todos los medicamentos que en su momento le han recetado, confiada en que alguna de esas pastillas derrotaría a su enemiga, lo que nunca sucedió a pesar del cambio de médicos y de pastillas. Su rostro reflejaba tristeza y desilusión al platicarme que, a pesar de todos sus intentos, sus niveles de glucosa eran cada vez más elevados, su presión arterial comenzaba a subir y su ropa le ajustaba cada vez más. En aquella ocasión me dijo:

"Siento que estoy perdiendo el control de mi vida. Estoy perdiendo la guerra contra la diabetes."

En esa primera consulta le expliqué sobre los múltiples medicamentos que existen para ayudar a regular los niveles de glucosa en sangre y enfaticé que es preciso ayudar a que los medicamentos hagan su función aprendiendo a conocer su cuerpo ante la presencia de infecciones o emociones negativas y comiendo con conciencia e inteligencia. Conforme pasaron las consultas, Mariana tomó poco a poco el papel protagónico en el control de su diabetes. Así logró mantener sus niveles de glucosa y su presión arterial en niveles, además de que pudo recuperar su antigua figura.

Aprendió a comer adecuadamente en el momento correcto, pero lo más importante es que aprendió que puede darse permiso de comer algún alimento extraordinario en un momento extraordinario, lo cual evita que la culpa y el sufrimiento se presenten por comer algo prohibido.

Ahora sabe que la diabetes es una condición de vida, que es y será su compañera por siempre y no un enemigo a vencer.

 **Para que lo sepas**

A continuación se presentan los múltiples factores que intervienen en que se eleve la glucosa en sangre y recomendaciones para cada uno de ellos:

La alimentación inadecuada

- Come con conciencia e inteligencia.
- Cuida la cantidad y la calidad de lo que comes.
- Existen alimentos que parecen ser saludables pero no lo son tanto. Infórmate.
- No creas todo lo que te digan; pide consejo a tu nutriólogo o a tu educador en diabetes.

El estrés mal manejado

- Aprende a manejar las emociones en forma adecuada.
- Cuando falles, aprende a perdonarte.
- Cuidado con el mal dormir.
- Aprende a decir: "No, gracias".

La inactividad

- Mantente siempre en movimiento.
- Un buen principio es disminuir la inactividad.
- Mientras más te muevas, más podrás seguirlo haciendo.
- La actividad física es fuente de salud, energía y felicidad.

Las infecciones

- No te autorrecetes antibióticos.
- Vacúnate contra influenza y neumonía.
- No esperes a tener dolor para visitar a tu odontólogo.
- Un simple catarro puede elevar tus niveles de glucosa. Si persiste el proceso, consulta a tu médico.

Los medicamentos

- Tómalos tal como te las recetó tu médico.
- Combínalos con mejores hábitos de vida y alimentación.
- Piensa que cada enfermo es diferente y requiere medicamentos diferentes.
- Monitorea tus niveles de glucosa; recuerda que es la única manera de conocer cuál es tu nivel de glucosa en este momento dado.

No te preguntes qué tienes,
pregúntate quién eres.

Los milagros ocurren cuando se hacen bien las cosas

Cecilia se refiere a sí misma como una esposa, madre y abuela realizada y feliz que siempre cumple lo que se propone. Ama de casa de 46 años y de estatura baja, su característica principal es su abundante, negra, larga y siempre despeinada cabellera, que junto con sus grandes y blancos lentes rodean su casi permanente sonrisa.

Gracias a la constancia y a la conciencia en los cambios de vida y alimentación que juntos hemos implementando en su vida, ha logrado bajar una enorme cantidad de peso y su diabetes está tan bien controlada que su médico familiar siempre le dice que la pone como ejemplo con sus otros pacientes con diabetes.

Cecilia fue a consulta pocos días después de las vacaciones de Semana Santa. Sin sonreír, con un gesto triste que mostraba desilusión, miraba al vacío. Hablaba con monótona voz casi inaudible:

—No tengo perdón. Me porte muy mal, no pude resistir y me comí un plato de romeritos, un ponche y un buñuelo con miel. Me fallé y le fallé –repetía una y otra vez.

Como ya era costumbre en nuestra consulta, procedí a medir su presión arterial y a revisar su glucosa capilar. Al pedirle que se subiera a la báscula, ella temblaba y cerró los ojos como para no enfrentar las consecuencias de su comportamiento durante esas largas vacaciones.

Al terminar las mediciones le dije:

—Cecilia, le tengo tres noticias: bajó medio kilogramo, su presión arterial es perfecta y su glucosa está de maravilla. Ahora tiene que decirme qué fue lo bueno que sí hizo durante estos días de descanso, porque no creo que estos buenos resultados hayan sido por un milagro.

Como por arte de magia la sonrisa de Cecilia volvió a adornar su cara y sus ojos se enfocaron en los míos al decirme:

—Bebí agua natural y cuando bebí refrescos fueron de dieta. De los líquidos que tomé, solamente el ponche tenía azúcar. Me comí el buñuelo, que por cierto estaba exquisito, pero ya no me comí otro aunque me estuvieron insite e insiste. De postre preferí gelatinas light o alguna fruta.

"Caminé casi todos los días mis 40 minutos y hasta el Domingo de Ramos me fui a pasear en la bicicleta. Me sentí culpable por fallar en mi alimentación. Ahora me doy cuenta de que fallé, pero no viví fallando y comprendo que los milagros sólo ocurren cuando se hacen bien las cosas.

Mantener el equilibrio
en la alimentación y en la vida
no es cuestión de suerte.

Convertirse en la mujer que quiere y puede ser

Reyna trabaja en una tienda de autoservicio como subgerente de contabilidad, tiene un hijo de 12 años y es madre soltera por decisión personal. Tiene un sobrepeso de siete kilogramos para su estatura y sus 33 años. A pesar de tener tiempo por las tardes para hacer algún ejercicio, no le ha interesado realizarlo. Es muy buena para cuidar lo que come su mamá, pero ella come casi todo lo que se le antoja.

Había asistido a mi consultorio en múltiples ocasiones para acompañar a su mamá, a quien por complicaciones de su diabetes mal controlada se le amputó una pierna hace siete años. Me sorprendió verla sentada frente a mi escritorio, pero sin su mamá. La saludé y le pregunté por ella, y con su rostro lleno de angustia y ansiedad me respondió:

—La dejé en la casa. Ahora soy yo la que viene a consulta para que me diga qué es lo que tengo que hacer para no tener diabetes. Lo decidí hoy que es el cumpleaños de mi hijo. No quiero perder mi vista ni mis riñones ni mis piernas. Mi hijo está aún muy pequeño y me necesita.

—Reyna, si no quieres tener diabetes cuídate como si ya la tuvieras. Debes comer a tus horas, lo más sano y equilibrado posible. Elige alguna actividad física que te guste para que se convierta en uno de los placeres de tu vida. Si combinas la alimentación adecuada y la actividad física realizada por lo menos 30 minutos cinco días por semana, sin duda bajarás esos kilos que te sobran y así reducirás el riesgo de padecer diabetes. Recuerda que no puedes cambiar tu herencia, pero sí puedes y debes mejorar tu forma de comer y de vivir –respondí de inmediato y recordé a Reyna la oración que se reza en los grupos de Alcohólicos Anónimos:

Señor, dame fuerzas para cambiar lo que debo cambiar. Dame resignación para aceptar lo que no puedo cambiar. Sobre todo, dame sabiduría para reconocer la diferencia.

A continuación le propuse adaptar esta plegaria y repetir con el alma:

Señor, dame fuerza para comer adecuadamente y ejercitarme lo suficiente. Dame resignación para aceptar la herencia que tengo hacia la diabetes. Sobra todo, dame la sabiduría para tomar las decisiones apropiadas que me lleven por el camino de la salud y la felicidad.

Esa tarde, Reyna salió del consultorio convencida de luchar para convertirse en la mujer que ella quiere y puede ser.

El futuro se escribe con la letra del pasado.
Inicia los cambios hoy.

¿Educarme a mí?

Magdalena es una mujer de 60 años, sonriente y de hablar pausado, alta para el promedio de las mujeres. Su cabello largo, ondulado y entrecano está peinado casi a la perfección. Cubre sus pícaros ojos con unos grandes anteojos que le dan un aire intelectual. Su vestimenta y sus zapatos de tacón son como para ir de fiesta. Trabaja como maestra de primaria y está feliz porque está a punto de jubilarse, lo cual le permitirá dedicar todo su tiempo a sus dos pequeñas nietas.

Después de la presentación inicial clavó su mirada en mis ojos, como si quisiera hipnotizarme, y me dijo:

—Mire, doctor, en realidad no entiendo para qué me mando mi endocrinólogo con usted. Sólo me dijo que iba a educarme para poder controlar mejor mi diabetes. ¿Educarme en qué? Yo hago todo lo que me dice el médico, como lo alimentos de la lista que me dio y me tomo puntualmente las medicinas que me recetó. Pero hasta miedo me da ir al laboratorio, ya que mi azúcar resulta más alta cada mes.

Procedí a realizar su historia clínica y ella contestó a todas mis preguntas con amabilidad y detalle. Al finalizar, Magdalena me hizo la siguiente pregunta:

—¿Y para qué tantas preguntas?

—En estas hojas –le respondí– está plasmado cómo ha sido hasta ahora su vida con la diabetes y, gracias a sus respuestas, ahora puedo decirle cómo mejorar el control sobre esta condición de vida:

"Antes obedecía las órdenes que le daba su médico. Ahora, con el apoyo de su endocrinólogo y el mío, usted aprenderá a tomar las decisiones informadas que más le convengan para mantener sus niveles de glucosa bajo control.

"Antes no realizaba ninguna actividad física con regularidad. Ahora iniciará la actividad física que acordemos. La realizará algunos días por semana y la incrementará poco a poco.

"Antes hacía dieta entre semana, con sacrificio y sin placer, pero los fines de semana comía de todo y a todas horas. Ahora conocerá y reconocerá los alimentos adecuados, elegirá los que son apropiados, para que coma sabroso, variado y nutritivo.

"Antes comía con culpa los alimentos no permitidos. Ahora disfrutará algún alimento extraordinario en los momentos extraordinarios.

"Antes iba al laboratorio cada mes para revisar su nivel de glucosa en ayuno. Ahora podrá medir sus niveles de glucosa en cualquier sitio y a diferentes horas del día.

"Le enseñaré a utilizar el glucómetro. Esta herramienta le permitirá conocer cómo responden sus niveles de glucosa a lo que come, a la actividad física que realiza, a las preocupaciones y a los medicamentos que toma.

"Porque en la diabetes, la falta de educación es tan grave como la falta de insulina. Para aprender estas cosas la mandó su médico conmigo.

Con su sonrisa y sus ojos pícaros, que seguían fijos en mí, ella me respondió:

—¿Cuándo iniciamos?

—Doña Magdalena, usted aprenderá todo lo anterior y muchas cosas más.

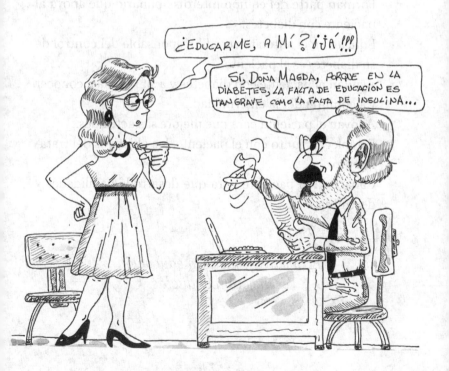

☀ Para que lo sepas

Los educadores en diabetes:

- Son profesionales de la salud de diferente formación. Pueden ser médicos, nutriólogos, psicólogos, enfermeras, preparadores físicos, odontólogos, etcétera.
- Estudiaron y aprobaron un diplomado de educación en diabetes.
- Son expertos en preguntar e investigar, escuchar y observar, interpretar y analizar, motivar y educar.
- No sustituyen a tu médico ni a tu nutriólogo.
- Forman parte del equipo interdisciplinario que apoya al paciente con diabetes.
- Educan en el autocuidado. El responsable del control de su diabetes es el paciente.
- Ayudan al paciente con diabetes y a su familia a conocer y a comprender la enfermedad.
- Apoyan al paciente para que mejore sus actitudes.
- Establecen, junto con el paciente, los objetivos del tratamiento.
- Capacitan al paciente para que desarrolle habilidades y destrezas.

El objetivo final de la educación
es mejorar conductas.

Interpreta tus exámenes de laboratorio sin sustituir a tu médico

La finalidad de este capítulo es ayudarte a descifrar y entender los resultados de los exámenes de laboratorio que te pide tu médico y que con esta información puedas tener respuestas a tus inquietudes sobre los resultados obtenidos. ¿Qué puedes hacer para regularizarlos? ¿Cómo actúan los medicamentos? ¿Debes comer algún alimento en especial o disminuir la ingesta de otros?, etcétera. Junto con tu profesional de la salud tomarás decisiones respecto de tu alimentación, tus medicamentos, tu actividad física y tu estilo de vida para lograr un mejor estado de salud.

Es frecuente que los pacientes se angustien al ver los resultados de los estudios de laboratorio que les pidió su médico. ¡Cuántos nombres extraños y desconocidos con cuántos números menos comprensibles! Al revisarlos, el paciente procede a ver si sus resultados se encuentran dentro de los parámetros de normalidad que indican esas hojas, lo cual puede dejarlo confundido y tan ansioso que quisiera ir con el médico en ese momento.

Las personas con diabetes bien informadas se transforman en los actores principales en el control de su condición de vida y forman una magnífica mancuerna con los profesionales de la salud que los apoyan para disminuir en forma importante las complicaciones de su enfermedad.

La información que te ofrezco en este capítulo en ningún momento intenta sustituir ni la interpretación que tu profesional de la salud dé a los estudios de laboratorio ni los niveles que tu laboratorio reporta como normales. Debe ser tomada unicamente en sentido explicativo.

A continuación, se expone en qué consisten las principales pruebas de laboratorio que se solicitan a los pacientes con diabetes, así como sus componentes.

Biometría hemática

En esta prueba se diferencian y se cuentan las diferentes células de la sangre, que son los glóbulos blancos, los glóbulos rojos y las plaquetas. Conta de los siguientes elementos:

- *Leucocitos o glóbulos blancos* (valores normales de 4 a 10 mil). Son células de defensa contra sustancias ajenas al organismo o infecciones y una parte importante del sistema inmunitario del organismo. La disminución de su número o leucopenia puede deberse a enfermedades del hígado o de los riñones, autoinmunidad, tóxicos, etcétera. Su número aumentado o leucocitosis puede causarse por infecciones, inflamaciones, alergias, etcétera. Los leucocitos son de los siguientes tipos:

  • Neutrófilos o segmentados (valores normales de 45 a 75%). Son los encargados de destruir bacterias y hongos. Aumentan en procesos inflamatorios.

- Eosinófilos (valores normales de 0 a 3%). Intervienen ante la presencia de parásitos y en la respuesta inmediata en alergias.
- Basófilos (valores normales de 0 a 2%). Aumentan ante procesos alérgicos y reacciones inmunitarias.
- Linfocitos (valores normales de 15 a 45%). Se dedican a la producción de anticuerpos; aumentan en infecciones virales.
- Monocitos (valores normales de 5 a 10%). Se transforman en macrófagos: se comen las células indeseables y los restos celulares.

- *Eritrocitos o glóbulos rojos* (valores normales en mujeres: 4.00 a 5.40; en hombres: 4.70 a 6.10). Son las células que más abundan en la sangre y transportan la hemoglobina en su interior. Los índices eritrocitarios son:

  - Volumen corpuscular medio (VCM; valores normales de 80 a 99). Se obtiene al dividir el hematocrito entre el número de eritrocitos. Nos muestra el tamaño de los eritrocitos.
  - Hemoglobina corpuscular media (HCM; valores normales de 27 a 31). Se obtiene al dividir la hemoglobina entre el número de eritrocitos y nos muestra la masa de hemoglobina contenida en un eritrocito.
  - Concentración de hemoglobina corpuscular media (CHCM; valores normales de 32 a 35). Se obtiene al dividir la hemoglobina entre el hematocrito y nos muestra el contenido de hemoglobina en los eritrocitos.
  - Sedimentación globular (valores normales en mujeres: menor a 15 años; en hombres: menor a 20 años). Es

la velocidad de aglomeración (sedimentación) de los eritrocitos. Su elevación es un dato inespecífico de inflamación o infección.

- Hemoglobina (HB; valores normales en mujeres: 12.0 a 16.0 g/dl; en hombres: 14.0 a 18.0 g/dl). Es una proteína que contiene hierro, elemento que le da el color rojo a la sangre; transporta el oxígeno a los tejidos del organismo.

- Hematocrito (HTC; valores normales en mujeres: 36 a 48%; en hombres: 42 a 54%). Es el porcentaje del volumen de sangre que está ocupada por eritrocitos. La disminución de eritrocitos, hemoglobina o hematocrito indica que hay anemia, que puede ser por mala alimentación o mala absorción de nutrimentos, hemorragia (sangrado), embarazo, enfermedades del riñón, entre otras.

El aumento de eritrocitos, hemoglobina o hematocrito indican una mayor concentración de los sólidos de la sangre, ya que los pulmones no intercambian el oxígeno de forma correcta y esto provoca una mayor producción de eritrocitos. Puede deberse a tabaquismo, enfermedades pulmonares crónicas, vivir en sitios de gran altitud sobre el nivel del mar, enfermedades cardiacas, etcétera.

- *Plaquetas* (valores normales de 140 mil a 400 mil). Son las células encargadas de la coagulación de la sangre. La disminución en su número o trombocitopenia representa un alto riesgo de hemorragia. Su número aumentado representa un mayor riesgo de formación de coágulos sanguíneos y trombosis.

Química sanguínea

Son exámenes de sangre que nos ayudan determinar el estado metabólico del organismo, además de proporcionarnos información sobre la función del hígado, los riñones, el páncreas, entre otros.

- *Glucosa en ayuno* (valores normales de 70 a 99 mg/dl). Mide la cantidad de glucosa en sangre, que es un azúcar que da energía a todas las células del organismo. Con ayuda de la insulina entra en las células para hacer su función o se almacena en el hígado y en los músculos como glucógeno (energía de reserva).

- *Para conocer la función de los riñones:*

  • Urea (valores normales de 10 a 50 mg/dl). Es el desecho metabólico de las proteínas. Se forma en el hígado y se elimina por los riñones.
  • Nitrógeno de urea (BUN; valores normales de 7 a 20 mg/dl). Es la cantidad de nitrógeno que circula en forma de urea. Se elimina por los riñones.
  • Creatinina (valores normales de 0.8 a 1.4 mg/dl). Se origina por la degradación de la creatina, un componente de los músculos. Los riñones la filtran y se elimina por la orina.
  • Ácido úrico (valores normales de 2.5 a 7.5 mg/dl). Se crea por el metabolismo del nitrógeno y de las purinas que se encuentran en mayor proporción en los mariscos, vísceras, carnes rojas y bebidas alcohólicas.

Su elevación en sangre (hiperuricemia) es secundaria, principalmente, a una alteración genética que produce a su vez una alteración en el metabolismo de las purinas. Se vincula también con alteraciones en la función de la insulina o resistencia a la misma, lo cual genera una inflamación en las arterias de los riñones y disminuye la eliminación del ácido úrico mediante los riñones.

- Sodio (Na; valores normales de 135 a 144 mEq/L). Es un electrolito indispensable para la vida ya que interviene, entre otros procesos, en la entrada y salida de fluidos de las células del organismo. Cuando se incrementa su consumo en la dieta, la eliminación de agua disminuye y provoca un aumento en el volumen en los vasos sanguíneos. Como consecuencia se eleva la presión arterial y genera retenciones de agua en el organismo (edema). Se elimina por la orina.

- Potasio (K; valores normales de 3.5 a 5.1 mEq/L). Es el electrolito de mayor presencia dentro de las células del organismo. Facilita la transportación de nutrimentos al interior y de las sustancias de desecho al exterior de las células. Es esencial para la transmisión de estímulos nerviosos y musculares. Se almacena en los músculos y se elimina por la orina. Su elevación o deficiencia importante en sangre puede llegar a causar la muerte.

- Cloruros (valores normales de 98 a 108 mEq/L). Ayudan a conservar el equilibrio adecuado entre los líquidos corporales y a preservar el equilibrio ácido base (acidez o alcalinidad) del organismo.

- *Para conocer la función del hígado:*

- Proteínas totales (valores normales de 6.3 a 7.9 g/dl). Son constituyentes muy importantes de las células y los tejidos del organismo, parte fundamental en la formación de estructuras celulares, hormonas, anticuerpos, enzimas, etcétera. Su alteración puede referir problemas de desnutrición, hepáticos, renales, inmunológicos, etcétera.
- Albúmina (valores normales de 3.5 a 5 g/dl). Es la proteína más abundante en el ser humano y se sintetiza en el hígado. Se encarga de transportar hormonas, ácidos grasos, fármacos, etcétera y mantiene los líquidos en el torrente circulatorio.
- Globulina (valores normales de 2.3 a 3.7 g/dl). Es parte importante del sistema inmunitario.
- Bilirrubina. Es un pigmento amarillo que se encuentra en la bilis y se elabora a partir de la hemoglobina. Hay tres tipos:

  - Bilirrubina indirecta (valores normales de 0 a 1 mg/dl). Se encuentra en la sangre antes de pasar por el hígado. Su elevación puede indicar problemas en este órgano.
  - Bilirrubina directa (valores normales de 0 a 0.4 mg/dl). Ésta es la que ya fue metabolizada en el hígado. Su elevación puede indicar problemas de eliminación de la bilis hacia intestino delgado, por ejemplo en litiasis vesicular, que es la presencia de piedras en la vesícula biliar.

- Bilirrubina total (valores normales de 0.1 a 1.3 mg/dl). Consiste en la suma de la bilirrubina indirecta y la directa.

- Fosfatasa alcalina (valores normales de 38 a 128 UI/L). Es una enzima que se encuentra en casi todos los tejidos del organismo. Su concentración es mayor en vías biliares, hueso e hígado. Su elevación puede referir problemas en vesícula biliar, hígado o huesos.

- Deshidrogenasa láctica (DHL; valores normales de 105 a 333 UI/L). Es una proteína que se encuentra en todo el cuerpo. Su elevación refiere que un órgano ha sido lesionado, por ejemplo en infarto al miocardio, cáncer, enfermedades hepáticas y de vías biliares, etcétera.

- Transaminasa glutámico-oxalacética (TGO o AST; valores normales de 10 a 34 UI/L) y transaminasa glutámico-pirúvica (TGP o ALT; valores normales de 8 a 37 UI/L). Son unas enzimas que se encuentran en gran cantidad en el hígado y en el corazón. Su elevación puede indicar enfermedad en el hígado o infarto al miocardio.

- Gama-glutamil transpeptidasa (GGTP; valores normales de 8 a 78 UI/L). Es una enzima hepática que junto con las anteriores se utiliza para valorar la función del hígado.

Perfil de lípidos

Son estudios que muestran los niveles en sangre del colesterol, los triglicéridos y sus transportes en sangre y tejidos. Ayudan a valorar el riesgo de sufrir ateroesclerosis. La alteración del colesterol, los triglicéridos y las lipoproteínas se conoce como dislipidemia.

- *Colesterol* (valores normales menores de 200 mg/dl). Es sintetizado por el hígado (hasta 80% de lo que tiene el ser humano); algunas personas lo producen en mayor cantidad que otras. Es indispensable para la vida y existe en todo el organismo. Ayuda a formar las membranas de todas las células y las hormonas esteroideas, se elimina por la bilis y sus niveles altos en sangre se relacionan con mayor riesgo de infarto al miocardio. Debes limitar o evitar el consumo de grasas de origen animal como crema, nata, mantequilla, manteca, piel de pollo, vísceras, quesos fuertes, lácteos enteros, los productos vegetales ricos en grasas trans, como la mayonesa, la margarina y el aceite de palma, y los productos con alto contenido de grasas saturadas. Su exceso se conoce como hipercolesterolemia.
- *Triglicéridos* (valores normales menores de 150 mg/dl). Son sintetizados en el hígado a partir de los hidratos de carbono de la dieta. Son la principal forma de almacenamiento de energía así como la manera en que se reserva la grasa en el organismo. Se relacionan con sobrepeso, obesidad y con mayor riesgo de infarto al miocardio. Debes limitar o evitar el consumo de azúcares, harinas blancas y bebidas alcohólicas, además de lograr un peso adecuado y mantenerte en él. Su exceso se conoce como hipertrigliceridemia.
- *Lipoproteínas*. Son compuestos de proteínas y lípidos que trasportan las grasas a los tejidos. Entre ellas se encuentran las siguientes:

- Quilomicrones (valores normales menores de 2%). Son lipoproteínas sintetizadas en el intestino que transportan los triglicéridos por la sangre, del intestino hacia el hígado.
- Lipoproteína de baja densidad, LDL o colesterol malo (valores normales menores de 100 mg/dl). Se sintetiza en el hígado y transporta el colesterol desde el hígado hasta los tejidos.
- Lipoproteína de muy baja densidad o VLDL (valores normales menores de 30 mg/dl). Se sintetiza en el hígado y transporta los triglicéridos del hígado hacia los tejidos.
- Lipoproteína de alta densidad, HDL o colesterol bueno (valores normales en hombres: mayores a 40 mg/dl, y en mujeres: mayores a 50 mg/dl). Se sintetiza en el hígado y el intestino. Transporta el colesterol de los tejidos al hígado para ser eliminados del organismo.

Examen general de orina (EGO)

Es el estudio que evalúa las características físicas, químicas y microscópicas de la orina. Las personas con diabetes deben realizarse este estudio por lo menos cada año.

- Examen físico:

  - Color: amarillo. Si es transparente indica ingesta exagerada de agua o diurético. Si es intenso puede ser por deshidratación o ictericia, que es el aumento de la bilirrubina en sangre por problemas en el hígado o en la vesícula biliar o por tomar vitaminas u otras sustancias. Si es rosado a rojo indica contenido de sangre, consumo de betabel o alimentos con colorantes.

- Aspecto: debe ser claro.
- Densidad: debe ser clara con un valor normal de 1005 a 1030. Ayuda a evaluar el equilibrio de los líquidos en el cuerpo y la concentración de partículas en la orina. Por ejemplo, aumenta cuando el organismo se encuentra deshidratado.

- Examen químico:

- pH (valores normales de 5.0 a 8.0). Es el grado de acidez o alcalinidad de la orina. Puede modificarse por alteraciones metabólicas o infecciones de vías urinarias. La toma de vitamina C la vuelve ácida; la ingesta de bicarbonato de sodio la vuelve alcalina, etcétera.
- Leucocitos (valores normales menos de 15 leu/UI). Su aumento se relaciona con algún proceso infeccioso de vías urinarias.
- Nitritos (valor normal negativo). Su positividad se relaciona con infección de vías urinarias.
- Proteínas (valor normal menor de 30 mg/dl). La presencia de proteínas en orina es la forma más simple de valorar la función de los riñones. Un riñón que empieza a fallar las elimina en exceso. Se pueden elevar por la presencia de sangre en la orina o por infecciones en vías urinarias, sin que exista daño en el riñón.
- La *microalbuminuria* es el dato más importante para valorar la falla renal y el rango de valores es entre 30 y 299 mg/dl de albúmina en el estudio de recolección de

orina de 24 horas, que debe realizarse cuando existen proteínas en el EGO.

- La *proteinuria* se diagnostica cuando existen 300 mg/dl de albúmina (proteínas) en el estudio de recolección de orina de 24 horas. Representa un grado mayor de falla funcional en los riñones.
- Glucosa (valor normal negativo). Cuando la glucosa en sangre es igual o mayor a 180 mg/dl, el riñón la filtra y la elimina por medio de la orina.
- Cetonas (valor normal menor de 5 mg/dl). Pueden elevarse en la diabetes descompensada (cetoacidosis diabética) o cuando el paciente está bajando de peso.
- Bilirrubinas (valor normal negativo).
- Urobilinógeno (valor normal menor de 2 UE/dl). Se eleva cuando existen pigmentos biliares en la orina que indican problemas de hígado o vesícula biliar. Puede causar un color oscuro de la orina.
- Hemoglobina (valor normal menor de 10 eri/UL). Se puede elevar con infecciones de las vías urinarias, tuberculosis renal, cáncer, litiasis (piedra) renal, etcétera. De ser posible el EGO debe solicitarse a la mitad del ciclo menstrual de las mujeres para evitar que la orina contenga sangre.

- Examen microscópico

- Leucocitos (valor normal menor de 5/campo). Su aumento se relaciona con alguna infección de las vías urinarias.

- Eritrocitos (valor normal menor de 2/campo). Su aumento puede relacionarse con traumatismos o infecciones de las vías urinarias.
- Cilindros (valor normal ausentes). Su presencia puede relacionarse con infección o inflamación de las vías urinarias o existencia de albúmina en orina.
- Cristales (valor normal ausentes). La presencia exagerada de cristales puede relacionarse con litiasis renal. Los uratos pueden indicar un aumento de ácido úrico y orina ácida.
- Bacterias (valor normal ausentes). Su presencia se relaciona con infecciones o inflamaciones de las vías urinarias. Menos de 10 mil bacterias significa que no hay infección; entre 10 mil y 100 mil bacterias indican la probabilidad de infección y más de 100 mil bacterias evidencian una infección.
- Levaduras (valor normal ausentes). Su presencia se relaciona con infección por hongos en las vías urinarias.

Los datos que se ofrecen en este capítulo son meramente informativos, pueden variar de acuerdo a los estándares de los laboratorios y no buscan sustituir la interpretación que te ofrezca tu profesional de la salud.

Debes conocer
para tomar decisiones informadas
en el momento adecuado.

Recuerdo

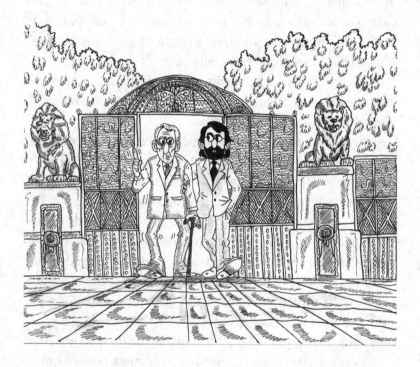

Era una tarde soleada de octubre del año 1981 cuando camina-ba por el bosque de Chapultepec en compañía de un hombre de cabello cano, alto, moreno y de aspecto jovial pero envejecido para sus 58 años. Vivía con diabetes desde los 34, cuando en el terremoto de 1957 se cayó el Ángel de la Independencia. Fue tal su impresión que comenzó a sentir un gran apetito y can-sancio, además de visitar con frecuencia el baño para orinar.

Poco a poco bajó de peso. Cuando se casó, a los 29 años, pesaba 92 kilogramos y ese día andaba en los 63. Su complexión se reducía, al igual que su vigor sexual.

Recuerdo que observaba con dificultad, a través de sus pesados lentes de fondo de botella, a las numerosas y alegres ardillas que corrían y brincaban como si quisieran volar, situación que era muy dolorosa para un experto joyero que años atrás contemplaba las joyas con su vista de águila, casi sin necesidad de la lupa de su especialidad.

Recuerdo que no pudo comer una manzana. Se quejó con amargura de esos puentes que no cruzaban ríos y que sólo servían para mal masticar alimentos.

Recuerdo que, ya en el zoológico, su caminar lento e inseguro nos obligaba a hacer múltiples escalas para sentarnos y descansar esas pesadas, castigadas y dolorosas piernas. Imagino el sentir de quien fue un gran jugador de frontón.

Recuerdo que nos detuvimos en el viejo quiosco donde vendían comida, a sólo unos metros de los majestuosos tigres de Bengala. Nos sentamos y bebimos sendas botellas de agua natural. Con la suya tomó no sé cuántos medicamentos. Eso me recordó el infarto al miocardio que sufrió a los 53 años, mientras dormía, y del que sobrevivió después de pasar 10 días entre la vida y la muerte en la unidad de terapia intensiva y otros ocho días en recuperación en un cuarto del hospital. Todo esto fue muy costoso por la ausencia de algún seguro de gastos médicos, además del dolor y el sufrimiento.

Recuerdo que al salir del bosque de Chapultepec, justo al lado de los antiguos leones de bronce, me dijo con lágrimas en los ojos:

"Ya me cansé de los dolores, las limitaciones y las pastillas. Al fin me derrotó la diabetes. Sólo te pido que aprendas de mi sufrimiento y que desde hoy, en tu juventud, tengas una alimentación y una vida sana con orden, disciplina y llena de amor a ti mismo para que no germine en tu cuerpo esta agonía llamada diabetes. Piensa que tarde o temprano la naturaleza nos pasa la factura por nuestros desórdenes."

Recuerdo, por último, que una semana después mi padre ya no despertó.

Mi padre, Julio Villalvazo

Cuida los centavos como si fueran pesos
para que puedas gastar los pesos
como si fueran centavos.

Espero que la lectura de este libro te haya ayudado y siga apoyándote para que logres un buen control de tu diabetes; aunque su verdadera finalidad es ayudarte a transformar tu vida en algo más saludable, completo y significativo.

En la diabetes, la falta de educación es tan grave como la falta de insulina.

Fuentes de consulta

American Diabetes Association (ADA): <http://www.diabetes.org/es/>.

American Association of Diabetes Educators (AADE) <https://www.diabeteseducator.org>.

Biblioteca Nacional de Medicina de los Estados Unidos (NLM) <https://medlineplus.gov/spanish/diabetes.html>.

Centro para el Control y Prevención de Enfermedades (CDC): <http://www.cdc.gov/diabetes/spanish/index.html>.

Encuesta Nacional de Salud y Nutrición 2012 (Ensanut): <http://ensanut.insp.mx/resultados_principales.php#.V9bD8PnhDIU>.

Fabián, María Guadalupe (coordinadora), *Diabetes. Atención integral*, México, Federación Mexicana de Diabetes, A.C./ Editorial Alfil, 2016.

Federación Mexicana de Diabetes, A.C.: <www.fmdiabetes.org>.

International Diabetes Federation, (IDF): <https://www.idf.org>.

Joslin Diabetes Center: <http://www.joslin.org>.

Norma Oficial Mexicana NOM-008-SSA3-2010, *Para el manejo integral de la obesidad.*

Norma Oficial Mexicana NOM-015-SSA2-2010, *Para la prevención, tratamiento y control de la diabetes.*

Glosario

A continuación se presenta un listado con los términos más comunes utilizados para hablar sobre nefropatía diabética.

Creatinina: es una sustancia química que se encuentra en los músculos y la sangre y se elimina por la orina.

Diálisis: es un método para eliminar productos de desecho y líquidos del organismo, cuando los riñones no funcionan en forma adecuada.

Glucemia: nivel de glucosa en sangre.

Glucosuria: la existencia de glucosa en orina. Sucede cuando los niveles de glucosa en sangre son mayores a 180 mg/dl.

Hemoglobina: es la sustancia de los glóbulos rojos de la sangre que transporta el oxígeno a las células del organismo; una parte de ella transporta la glucosa y se llama hemoglobina glucosilada.

HbA1c: es la parte específica de la hemoglobina glucosilada que transporta la glucosa. Indica la concentración promedio de glucosa en las últimas 12 semanas.

Hiperglucemia: incremento excesivo de los niveles de glucosa en sangre.

Hipoglucemia: en personas con diabetes implica 70 mg/dl o menos de glucosa.

Albúmina: es una proteína que puede indicar si una persona tiene falla renal. Esto se verifica con un examen general de orina.

Albúmina normal en orina de 24 horas: menos de 30 mg/dl.

Microalbuminuria: entre 30 y 299 mg/dl en orina de 24 horas.

Proteinuria: igual o más de 300 mg/dl en orina de 24 horas.

Poliuria: orinar con frecuencia.

Sobre el autor

Marco A. Villalvazo Molho nació en la Ciudad de México en 1956. Es médico cirujano por la UNAM y educador en diabetes certificado (EDC). Desde 2007, es miembro de la Federación Mexicana de Diabetes, A.C, donde además es profesor titular y coordinador de los diplomados de formación de educadores en diabetes desde 2013.

Ha cursado tres diplomados en nutrición clínica y obesidad; un diplomado en educación en diabetes y ha asistido a más de 60 cursos y congresos de educación médica continua. Ha ofrecido más de 48 conferencias en diferentes congresos nacionales.

Entre 2008 y 2011 fue profesor en las licenciaturas de nutrición, fisioterapia y terapia de audición y lenguaje en la Universidad del Valle de México. Tiene más de 50 colaboraciones en revistas sobre diabetes y ha sido invitado como médico especialista a numerosos programas de radio y televisión.

Fue productor, director y conductor del programa de radio *Tú, tu salud* y *el doctor Villalvazo* de Radio Capital, 830 am, durante 2008, y de *Nosotras hablamos: los lunes de la salud* de Radio Capital, 830 am, durante 2012.

Ha sido vocal, secretario y presidente del Consejo Nacional de Educadores en Diabetes, A.C. Hoy en día forma parte de su consejo consultivo y ofrece consultas y cursos de educación en diabetes.

Es coautor del libro *Diabetes. Atención integral*, Federación Mexicana de Diabetes A.C./Editorial Alfil, 2016.

Si quieres saber más sobre diabetes o contactar al autor, búscalo en Facebook como: Dr. Marco Villalvazo.

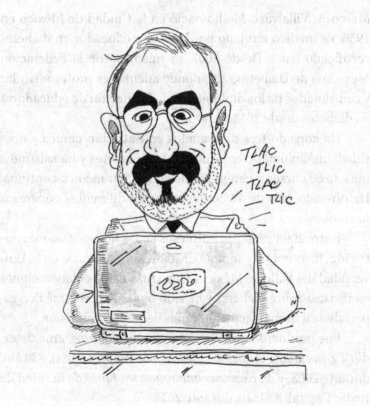

Historias con
DIABETES
Casos prácticos para conocerla
y hacerle frente

terminó de imprimirse en 2017
en los talleres de Diversidad Gráfica, S. A. de C. V.,
Privada de avenida 11 número 4-5, colonia El Vergel,
delegación Iztapalapa, 09880, Ciudad de México.